Natürliche Heilmittel

Gesund und fit durch

Weißdorn

Angeline Bauer

MOEWIG

Gedruckt auf alterungsbeständigem Papier mit chlorfrei gebleichtem Zellstoff

Redaktion und Satz: lüra, Service für Verlage, Wuppertal
Printed in Germany
ISBN 3-8118-6853-5

Inhalt

Einführung

Es gab eine Zeit, da galten Ärzte als Götter in Weiß, da nahm man Medikamente gegen jedes Wehwehchen, und sogar schwangere Frauen wurden beinahe wie Kranke behandelt. Nicht, daß wir diese Phase der Menschheitsgeschichte schon gänzlich überwunden hätten, aber immer mehr Menschen verstehen, daß sie ihren Körper nicht endlos und ohne Gefahr mit Chemie behandeln und belasten dürfen.

Phytotherapie ist die Heilbehandlung mit pflanzlichen Stoffen.

In diesem Zusammenhang ist es besonders erfreulich, daß die Phytotherapie in den letzten Jahren wieder an Wertschätzung gewonnen hat. Mit diesem und anderen Büchern, die ich über Heilkräuter geschrieben habe, trage ich gern meinen Teil zu dieser Entwicklung bei.

Aber dennoch möchte ich eindringlichst vor zwei weitverbreiteten Mißverständnissen warnen:

Der erste große Irrtum: Pflanzen können nicht gefährlich sein.

Zum einen sollte man nicht glauben, daß alles, was aus der Natur kommt, harmlos ist und bedenkenlos eingenommen werden kann. Dies ist ein ganz großer Irrtum! Man denke nur an Arnika. Diese Heilpflanze kann – richtig angewandt – viel Gutes für Mensch und Tier tun. In zu hoher Dosis eingenommen, kann sie aber durchaus tödlich wirken.

Wichtig!

Ob Medikament oder „natürliche Droge": Alles, was dem Körper zugeführt wird, wirkt auf die eine oder andere Weise. Deshalb sollte man auch Heilpflanzen nicht unbedacht anwenden!

Oder denken Sie an das leidige Thema Abführmittel. Ein Mensch, der täglich höchstens einen halben Liter Flüssigkeit zu sich nimmt, wird Probleme mit seinem Stuhlgang haben. Vielleicht hat er bisher Abführmittel eingenommen. Plötzlich wird ihm bewußt, wie schlecht dies für ihn ist. Nun ißt er einen Löffel Leinsamen zum Frühstück, denn Leinsamenkörner sind ja schließlich „rein natürlich" und können deshalb nicht schaden. Doch weit gefehlt! Wenn dieser Mensch nicht gleichzeitig mindestens zweieinhalb Liter Flüssigkeit am Tag zu sich nimmt, wird der Leinsamen sein Problem noch verstärken. Denn Leinsamen muß quellen, und dazu braucht er Wasser. Deshalb muß man statt der anderthalb Liter, die man täglich trinken sollte, bei einer Leinsamenkur noch wesentlich mehr trinken. Wird das versäumt, klumpt der Leinsamen im Darm und verstopft – was schlimmstenfalls sogar zu einer Darmkolik führen kann.

Der zweite große Irrtum: Ein Ratgeber ersetzt keinen Arzt.

Zweitens möchte ich darauf hinweisen, daß dieses Buch keinesfalls einen Arzt oder Heilpraktiker ersetzen kann. Doch es ist ganz gewiß nicht nötig, wegen jeder Kleinigkeit den Arzt aufzusuchen. In früheren Zeiten hatte man dazu auch keine Gelegenheit. Man half sich mit langerprobten Hausmitteln über Bagatellkrankheiten hinweg, und nur in schwerwiegenderen Fällen konsultierte man einen Arzt.

Auch heute geht der Trend wieder mehr und mehr zur Selbstmedikation, ob nun mit chemischen oder mit natürlichen Mitteln. Dabei darf man aber keinesfalls vergessen, daß Vernunft und Verantwortung gegenüber unserem Körper auch für die Selbstbehandlung bestimmend sein sollten. Bevor Sie zur Selbsthilfe greifen, sollten Sie zunächst klären, daß keine ernsthafte Krankheit hinter Ihren Beschwerden steckt.

Wichtig!

Bitte wenden Sie sich bei einer ernsthaften Krankheit sofort an Ihren Arzt oder Heilpraktiker.

Da es für Laien häufig nicht möglich ist, eine sichere Diagnose zu stellen, sollten Sie dafür einen Arzt aufsuchen. Erst wenn Sie genau wissen, woran Sie leiden, können Sie das richtige Heilmittel wählen. Sprechen Sie mit Ihrem Arzt darüber. Immer mehr der sogenannten Schulmediziner interessieren sich auch für pflanzliche und homöopathische Mittel. Vielleicht wird Ihr Hausarzt Ihnen einige Tips geben können.

In der Hausapotheke der Mutter Natur finden wir viele Wirkstoffe, die uns – vorausgesetzt, sie werden richtig angewandt – helfen, die Selbstheilungskräfte unseres Körpers anzuregen. Dazu gehört auch der Weißdorn, den Ihnen dieses Buch ausführlich vorstellen wird.

Was ist Phytotherapie?

Eine medikamentöse Behandlung mit Phytopharmaka, also rein pflanzlichen Präparaten, nennt man Phytotherapie. Ein Phytotherapeut ist ein speziell ausgebildeter Arzt oder Heilpraktiker. Solche Zusatzausbildungen dauern gewöhn-

Phytopharmaka

Phytopharmaka sind Präparate, die ausschließlich aus pflanzlichen Stoffen bestehen. Hierzu gehört zum Beispiel der Weißdorn als Extrakt oder Droge.

lich mehrere Jahre, es wird ein sehr breites Fachwissen vermittelt. Selbsternannte „Heiler", die sich ein wenig mit Kräutern beschäftigt haben, dürfen sich genausowenig als Phytotherapeut bezeichnen wie Ärzte oder Heilpraktiker ohne diese Zusatzausbildung.

Wie die Homöopathie zielt auch die Phytotherapie darauf ab, die Selbstheilungskräfte des Kranken anzuregen und ihn langfristig gesehen zu heilen, anstatt – wie das oft durch chemische Medikamente passiert – einfach nur die Symptome zu unterdrücken.

Nicht nur Phytotherapeuten und Heilpraktiker beschäftigen sich mit Phytopharmaka, sondern in zunehmendem Maße auch Ärzte, die pflanzliche Präparate ergänzend zu schulmedizinischen Behandlungsmethoden einsetzen.

Der Grund für das zunehmende Interesse an pflanzlichen Mitteln ist, daß in den letzten Jahrzehnten eine große Anzahl von Laboruntersuchungen durchgeführt wurden, mit deren Hilfe unserer beweissüchtigen Zivilisationsgesellschaft die Wirkungsweise von Heilpflanzen schwarz auf weiß bestätigt werden konnte. Jetzt ist klar, was unsere Großeltern ohnehin wußten: Heilpflanzen helfen tatsächlich! Und nicht nur das, sie wirken meist besser als chemische Medikamente und haben im Gegensatz zu diesen keine oder nur sehr geringe Nebenwirkungen! Weshalb also, fragt man sich, sollte ein verantwortungsbewußter Arzt die „chemische Keule" einsetzen und seine Patienten unnötig gefährden, wenn es doch Mittel gibt, die dieselbe Wirkung, aber kaum Nebenwirkungen haben?

Was ist Homöopathie?

Wenn jemand sagt, er ginge zum Homöopathen, dann ist meist der Heilpraktiker gemeint – denn oft werden Naturheilkunde und Homöopathie gleichgesetzt. Die Homöopathie ist jedoch, ebenso wie die Phytotherapie, ein eigenes Fachgebiet. Die Homöopathie arbeitet nicht etwa nur mit pflanzlichen Heilmitteln, sondern mit speziell aufbereiteten Arzneien, die aus verschiedenen Grundsubstanzen hergestellt werden.

Eine homöopathische Behandlung zielt darauf ab, die Krankheit an der Wurzel zu packen. Das ist aber nicht möglich, wenn man die Homöopathie nicht nach den genau festgelegten Regeln ausübt, die ihr zugrundeliegen. Heilpraktiker und Ärzte, die sich der klassischen Homöopathie bedienen, verpflichten sich deshalb, nach diesen Regeln zu therapieren. Sie verpflichten sich, den Kranken als ganzen Menschen ernst zu nehmen.

Allerdings erlernen weder Ärzte noch Heilpraktiker während ihrer Ausbildung automatisch die klassische Homöopathie. Solch eine Fachausbildung dauert mehrere Jahre, und eigentlich hört das Lernen in diesem Fach nie auf.

Obwohl es unter den Homöopathen bereits einen alternativen Nobelpreisträger gibt – nämlich den Griechen Georgos Vithoulkas – wird sie von Naturwissenschaftlern und eingefleischten Schulmedizinern immer noch nicht ganz ernstgenommen, denn die genaue Wirkungsweise der homöopathischen Arzneien läßt sich wissenschaftlich nicht belegen.

Erstens fehlt es an ausreichendem technischen Wissen, um die energetischen Impulse, die die Arzneien erzielen, grafisch darzustellen. Zweitens eignet sich die Homöopathie nicht für sogenannte Doppelblindversuche. Denn wenn zwei Patienten mit der gleichen Krankheit – beispielsweise einem Magengeschwür – beim Homöopathen erscheinen, werden sie wahrscheinlich mit zwei verschiedenen homöopathischen Mitteln behandelt. Der Grund: Nicht die Krankheit an sich, sondern der kranke Mensch in seiner gesamten Konstitution wird behandelt!

Homöopathie in Kürze

Homöopathische Mittel – vorausgesetzt, man behandelt klassisch homöopathisch – werden nach dem Grundprinzip „Similia similibus curentur" eingesetzt – auf deutsch: Ähnliches mit Ähnlichem heilen. Dieses Ähnlichkeitsprinzip besagt, daß man eine Krankheit durch eine Arznei heilen kann, die bei einem gesunden Menschen die gleichen Symptome hervorrufen würde. Die Kunst ist also, das Mittel zu finden, das in seiner Wirkung ganz genau dem Bild entspricht, das der Kranke gibt. Leider nehmen es viele Therapeuten mit diesem obersten Gebot der Homöopathie nicht so genau, mit dem Ergebnis, daß ein positives Resultat meist ausbleibt.

Machen Sie sich ein Bild vom Weißdorn

Um den Weißdorn wirksam zu nutzen, müssen Sie ihn kennen.

Um die Kraft einer Heilpflanze wirksam nutzen zu können, sollte man sie in ihrer Ganzheit erfassen. Man muß sie von allen Seiten betrachten und sich so mit ihr bekannt machen.

Das beginnt bei ihrer Seele (was der Volksmund über sie sagt), geht über ihr Aussehen (Botanik), ihre Inhaltsstoffe und Wirkungsweise (Pharmazeutisches), ihre Bedürfnisse (Anbau, Krankheiten und Pflanzenschutz, Ernte und Aufbereitung) bis hin zur Anwendung. Dieser Ratgeber möchte Ihnen den Weißdorn näher bringen. Sie erfahren etwas über sein Aussehen, über die Inhaltsstoffe und deren heilende Wirkung und über die Gewinnung und nicht zuletzt über die Gewinnung und Anwendung der Heilkraft.

Nach ein wenig Mythologie und Medizingeschichte lernen Sie den Weißdorn und seine Verwandten genauer kennen.

Dann beschäftigen wir uns mit seinen heilenden Kräften. Sie erfahren, wie Sie Blüten, Blätter und Früchte ernten und trocknen können, aber auch, warum es sinnvoller ist, Weißdorn in der Apotheke zu kaufen.

Weißdorn stärkt das Herz. Daher betrachten wir die Funktionsweise des Herzens und seine Leistungen, bevor wir uns mit den heute weit verbreiteten Herz-Kreislauf-Erkrankungen beschäftigen.

Sie erfahren, wie die Inhaltsstoffe des Weißdorns Ihrem Herzen helfen – zuerst mit etwas Theorie – dann mit handfester Praxis.

Dieser Ratgeber enthält viele Rezepte für heilkräftige Tees und auch einige für gesunde Leckereien, die Sie mit Weißdorn zubereiten können. Auch zur Schönheitspflege können Sie diese Heilpflanze nutzen.

Und wenn Sie schließlich selbst gern einen Weißdornstrauch besitzen möchten, gibt es noch einige Tips für den Garten.

Einige wichtige Adressen zur Naturmedizin und Bezugsquellen runden unsere Betrachtungen ab.

Ich hoffe, daß Ihnen nach der Lektüre dieses Büchleins der Weißdorn wie ein guter Freund vorkommen wird. Sie werden ihn bei einem Spaziergang in der freien Natur oder auch in benachbarten Gärten entdecken und sich an ihm freuen, selbst wenn Sie seine Heilkraft im Moment gar nicht benötigen.

Geschichten und Geschichtliches über den Weißdorn

Der Weißdorn in Mythologie und Aberglauben

Der Weißdorn im christlichen Volksglauben

Die Legende erzählt von einem Weißdorn, der im Kirchhof der Abtei von Glastonbury, in der Grafschaft von Somerset in Südwestengland, stand und der immer am ersten Weihnachtstag blühte. Es hieß, daß dieser Weißdorn ein Sprößling des Stabes von Josef von Arimathäa war, den dieser am Christabend selbst in die Erde steckte, woraufhin er sofort Wurzeln und Blätter trieb und dann am nächsten Tag über und über mit hellweißen Blüten bedeckt war. Viele Jahre lang, erzählte man sich, strömten zahlreiche Menschen nach Glastonbury, um dieses Wunder zu bestaunen.

Auch die Krone Christi wurde, wie man sagt, aus den Ruten des Weißdorns gewunden, und so hat der Weißdorn in unserer christlichen Kultur eine ganz besondere Bedeutung. Vielleicht war das auch der Grund, weshalb unsere Vorfahren glaubten, daß die Hühner, wenn man sie an Karfreitag in einem Kreis aus Weißdorngeäst fütterte, ein ganzes Jahr vor dem Habicht geschützt seien und daß das Fällen eines Weißdorns Unglück bringt.

Weißdorn gegen Hexerei

Aber auch mit dem Hexenglauben steht der Weißdorn – wie übrigens alle Dornensträucher – in Verbindung. Man glaubte, daß er gegen Hexen und Verhexungen wirke. So hieß es zum Beispiel, daß man verhexte Milch mit Weißdorn peitschen müsse, damit die Hexe herauskäme, und wer sich selbst vor Verhexung schützen wollte, trug ein Amulett aus Weißdornholz.

Das Holz wurde als Zauberstab gebraucht, gesegnetes Wasser wurde mit einem Stöpsel aus Weißdornholz verschlossen, Warzen wurden mit Weißdorndornen behandelt, und man sagte der Pflanze sogar nach, daß sie die Menschen gegen Vampire und andere Geister schütze.

Antike Vorstellungen

Aber nicht nur bei uns, auch in anderen Kulturen stand der Weißdorn mit dem Glauben und der Mythologie in Verbindung. Die Hethiter zum Beispiel nutzten

ihn zur rituellen Reinigung. Kroch man unter ihm hindurch, so lehrten sie, blieb alles Schlechte an seinen Dornen hängen.
Auch in der keltischen Mythologie taucht der Weißdorn auf. Es hieß, er sei ein Treffpunkt für Feen und Geister. Merlin, der große keltische Druidenzauberer, verliebte sich unsterblich in die schöne Niniane. Nachdem er sie in all seine Zauberkünste eingeweiht hatte, bannte sie ihn mit der neu erworbenen Zaubermacht unter einen Weißdornbusch.

Den Römern galt der Weißdorn als Mittel gegen Krankheit und böse Geister.

Die Römer hielten die Wirkungskraft des Weißdorns für nahezu unbegrenzt. Er galt ihnen als Mittel gegen Krankheit und Hexerei. Die Bauern pflanzten ihn ans Haus, um es vor Blitzschlag zu schützen. Und sie pflanzten den Strauch als Ackerbegrenzung, auf daß böse Geister die Ernte nicht verderben konnten. Am 1. Juni nagelten sie an jede ihrer Türen einen Weißdornzweig, damit er die eulengestaltigen Geister vertreiben sollte, die Krankheit über die Menschen brachten. Und erkrankte man dennoch, vor allem am Fieber, brachte man dem Weißdorn ein Opfer dar und sprach dazu eine rituelle Formel, durch die man das Fieber an den Weißdorn weitergab.
Der Brauch, Weißdornranken an Türen zu nageln, verbreitete sich über das ganze Römische Reich. Noch im Mittelalter nageln auch die Nachfahren der Germanen so viele Weißdornzweige an die Stalltür, wie Vieh im Stall war, um Unglück abzuwenden.
In der Antike wurde dem Weißdorn ferner die Fähigkeit zugeschrieben, Frühgeburten herbeizuführen – eine Annahme, die durch Laboruntersuchungen der neueren Zeit nicht belegt wurde. Aber da der Weißdorn – neben den römischen Göttinnen Flora und Maia – auch mit Hekate, der griechischen Version der Dreifachen Göttin, in Verbindung steht, scheint mir diese Annahme auch weniger auf medizinischen Erfahrungen als in der Mythologie begründet gewesen zu sein.
Um dies zu erläutern, muß ich ein wenig ausschweifen. Die Dreigestalt der Hekate und anderer Muttergöttinnen wurde auch in Farben ausgedrückt. In ihrem weißen Kleid stand sie für die Geburt und alles Jungfräuliche, in ihrem roten Kleid war sie die Frau, die gebar und in der Blüte ihres Lebens stand, in ihrem schwarzen Kleid aber nahm sie das Leben, das sie einst gegeben hatte, zurück. So symbolisiert „die Dreigestaltige" also zugleich Geburt und Reinheit, Leben und Kraft, Tod und Vergehen. Vor diesem Hintergrund verwundert es sicher nicht mehr, daß der Weißdorn als Mittel zur Geburtseinleitung gesehen wurde oder daß der Weißdornkranz auch heute noch Jungfräulichkeit und die

wunderbare jungfräuliche Empfängnis symbolisiert und für die Griechen die Hochzeitsblume ist.

Die Maikönigin

Der alte – auch bei uns bekannte – Brauch, eine Maikönigin zu wählen, steht ursprünglich mit der römischen Göttin Maia in Verbindung, der der Monat Mai geweiht war. Eine schöne Jungfrau wurde prachtvoll gekleidet, mit Blumen geschmückt, auf ein weißes Pferd gesetzt und so als Bildnis der Göttin durch die Stadt geführt. Sie hielt einen Bogen aus blühenden Weißdornzweigen über ihren Kopf. Später dann wurde aus der Jungfräulichen Göttin Maia die Jungfrau Ma(r)ia – der ja ebenfalls der Monat Mai geweiht ist.

Weißdorn zur Sommersonnenwende

Es gibt einige Hinweise darauf, daß unsere Vorfahren, die Germanen, zur Sommersonnenwende ein großes Fest begingen, um die Fruchtbarkeitsgötter zu ehren und den „Höhepunkt" des Jahres zu feiern. Aber die Feier zur Mittsommernacht galt ihnen auch als Fest der Reinigung. Als solches wurde es vermutlich schon in der Steinzeit mit einem großen Feuer gefeiert. Das erklärt, warum dieses Fest als uralte Tradition im Volksglauben verwurzelt war und es in manchen Regionen bis heute ist. Um das heidnische Fest zu verdrängen, suchten die missionierenden Christen es – wie in so vielen anderen Fällen auch – durch einen eigenen Festtag zu ersetzen. Das Fest der Sommersonnenwende wurde von ihnen mit drei Tagen Verspätung zum Ehrentag des Heiligen Johannes erklärt.

Die Johannisnacht

Ähnlich wie die Walpurgisnacht ist in manchen Gegenden auch die Johannisnacht eine „Freinacht". Dann sind im Volksglauben die Hexen und Dämonen los, Tiere beginnen zu sprechen, Schätze warten nur in dieser magischen Nacht auf einen glücklichen Finder, Wasser wird zu Wein, Wünschelruten werden geschnitten, und aus verwunschenen Seen hört mancher den Klang versunkener Glocken.

Natürlich hat der Volksbrauch, ein großes Feuer anzuzünden, Heilkräuter zu sammeln und ganz bestimmte Zauberhölzer und alte Besen zu verbrennen, wenig mit dem Täufer zu tun. Deshalb ließ sich die heidnische Herkunft dieses Festes auch nie verleugnen.

Wo immer Menschen an Hexerei glaubten und sich von ihr bedroht fühlten, entwickelten sie Riten und Zaubereien, um sie zu verhindern. Mancherorts warfen selbst abergläubische Christen Holunder- und Weißdornzweige ins Sonnwendfeuer. Beides sind Hölzer, die der Tradition nach in den Schutz- und Heilsriten eine große Bedeutung hatten und die zur Bekämpfung von Hexen und bösem Zauber und gegen Gewitter, Krankheit und Dämonen eingesetzt wurden.

Mancherorts wurde dem Johannisfeuer Weißdorn beigegeben. Seine Zauberkraft sollte Hexen und böse Geister vertreiben.

Die vermutete „Wirksamkeit" eines Johannisfeuers hing unter anderem von den Hölzern ab, die verbrannt wurden. Flammen und Qualm sollten die bösen Geister in die Flucht schlagen, und Glut und Asche sollten die Zauberkraft haben, Mensch und Vieh vor Krankheiten und Unglück zu bewahren. Darum wurde das Vieh rund um das Johannisfeuer herum oder später durch die abgekühlte Asche getrieben. Die Menschen selbst sprangen über die Glut, um Läuterung zu finden oder um im Sprung in die Zukunft sehen zu können. Nach dem Fest nahm man dann ein wenig Kohle mit nach Hause und legte sie zum heimischen Herdfeuer, um auch aus dem Haus selbst Unheil und böse Geister zu vertreiben.

Der Weißdorn in der Astrologie

In der Literatur wird der Weißdorn als Heilpflanze dem Sternzeichen Widder zugeordnet. So findet sich unter anderem der Hinweis, daß dem Widder vorwiegend Distelarten und Kakteen entsprechen. Diese Pflanzen sind, wie der Weißdorn auch, sehr stachelig. Im bekannten keltischen Baumhoroskop erscheint der Weißdorn nicht.

Der Weißdorn als Heilpflanze in der Geschichte

Bereits die Germanen haben den Weißdorn als Heilpflanze genutzt. Bei den Griechen wird der Weißdorn erstmals im 4. Jahrhundert vor unserer Zeitrechnung erwähnt: Der griechische Philosoph und Naturforscher Theophrastos von Eresos (372–287 v. Chr.), ein Schüler des Philosophen Aristoteles, schrieb in seinen damals schon berühmten botanischen Werken über den Weißdorn. Auch Dioskurides aus Kilikien (Kleinasien), Militärarzt im 1. Jahrhundert nach Christus und Verfasser der Arzneimittellehre *Materia medica,* erwähnte den Weißdorn in seinem umfassenden Werk als wirksames Heilmittel.

Daß Weißdorn ein hervorragendes Herzmittel ist, wurde erst spät entdeckt.

Von da an war der Weißdorn als Heilmittel nicht mehr wegzudenken. Immer wieder findet man in griechischen, römischen und später auch in den klösterlichen Heilkräuterbüchern des Mittelalters Hinweise über die Zubereitung von Weißdorn als Fruchtsirup, Wurzelextrakt oder Tee. Eingesetzt wurde er bei Gicht, Wassersucht, Blutungen und Ausfluß. Als Herzmittel wurde der Weißdorn erst im späten Mittelalter entdeckt – vermutlich durch den Arzt Dr. Greene aus Ennis/Irland.

Ende des 19. Jahrhunderts wurde die Wirkungsweise des Weißdorns durch amerikanische Ärzte auch labortechnisch nachgewiesen, und 1941 wurde er schließlich offiziell ins Deutsche Arzneibuch aufgenommen.

> Der Name *Crataegus* leitet sich vermutlich von dem griechischen Wort *krataios* ab, das fest oder stark bedeutet. Hier könnte das sehr harte Holz des Weißdorns gemeint sein.

In die homöopathische Medizin wurde Crataegus in der zweiten Hälfte des letzten Jahrhunderts eingeführt, und W. Schwabe nahm ihn 1924 ins homöopathische Arzneibuch auf. Jedoch wurde und wird die Tinktur nicht potenziert verabreicht, sondern nur als Urtinktur. In diesem Sinne ist sie für den klassischen Homöopathen nicht relevant.

Der Weißdorn als Nutzpflanze

Der Weißdorn diente dem Menschen nicht nur als Heilmittel, sondern auch im häuslichen und landwirtschaftlichen Bereich. So braute man in der Schweiz aus dem Weißdorn ein bierähnliches Getränk, und man verwendete seine Rinde zum Färben. Außerdem wurden Weißdornfrüchte dem Federvieh im Winter zusammen mit getrockneten Vogel- und Holunderbeeren als Zusatzfutter gegeben.

Das harte Holz des Weißdorns ist ein ausgezeichnetes Brennholz. Es verbrennt langsam und zeigt dabei eine bläulich-lilafarbene Flamme. Und es wärmt nachhaltig, weil die Glut lange hält. Außerdem wurde und wird es zur Herstellung von Werkzeugstielen, Spazierstöcken und Pfählen, ja sogar von Nägeln verwendet. Weil sich das Holz sehr gut polieren läßt, ist es ein wertvolles Schnitzholz, und einstmals fertigte man Medaillons zum Schutz vor bösen Mächten daraus.

> Wer genug Weißdornfrüchte hatte, konnte sie zur Schweinemast verfüttern, worauf der Name „Saurauch" hinweist.

Auch für die Feldeinfriedung war der Weißdorn beliebt. Namen wie Hagedorn, Heckdorn, Zaunbeere oder Zaundorn erinnern daran. Mit seinem stacheligen, undurchdringlichen Geäst schützte er Boden und Feldfrucht vor Winddruck und Austrocknung. Heute jedoch, wo die Landwirte mit großen Maschinen arbeiten und Platz zum Wenden benötigen, stehen Hecken nur im Wege. Darum werden sie gefällt – eine Tatsache, die sich negativ auf das gesamte ökologische System auswirkt. Vögel, die im Gestrüpp am Feldrain geschützt nisten konnten, anderes Getier, das darin wohnte, Fledermäuse, die für ihre Orientierung Hecken und Raine benötigen – sie alle haben durch solche Rodungen das Nachsehen.

Am Johannisfeuer wurde ein altes Volkslied gesungen

Nun kommen wir gegangen,
mit Spießen und mit Stangen.
Sankt Johann die Sonne wend',
Feuerrad bergunter rennt,
Unglück nun zu Asche brennt,
Eisenkraut und Weißdorn,
Sankt Johannes schenke Korn!
Feuerrote Blümelein,
Sankt Johannes, schenke Wein!
Gebt uns ein paar Dreier
oder Mehl und Eier,
Besen sind nicht teuer,
wär's ein alter oder neuer,
taugt er zum Johannisfeuer.

Der Weißdorn im Jahreslauf

Der Weißdorn verliert seine Blätter im Spätherbst ohne vorhergehende Verfärbung. Ganz plötzlich steht er nackt da. Mit seinem ungewöhnlich dichten Geäst und seinen langen Dornen trotzt er dem Wind, der über die weiten Felder fegt. Die Vögel, die den Sommer über in seinem dornigen Geäst genistet und gebrütet und sich an seinen roten Früchten gütlich getan haben, suchen ihn jetzt wieder auf, um wenigstens ein klein wenig Schutz vor den Stürmen zu finden.

Wenn Schnee fällt und wie kleine Mützen im Gestrüpp seiner Äste hängenbleibt, gewinnt man eine leise Vorahnung, wie es sein wird, wenn der Weißdorn im Frühjahr blüht. Dann ist er über und über mit aufrechten weißen, manchmal auch zartrosafarbenen Doldenrispen übersät.

Im Frühling wirkt der Weißdorn in seinem Blütenkleid wie eine Braut in zarter Spitze.

Bis zu 15 weiße, 8 bis 15 mm große Blüten mit je fünf Kelchblättern wachsen aus einem Doldenstiel und verströmen einen eher unangenehmen Geruch. Trotzdem werden die Blüten gern von Fliegen, Bienen, Wespen und anderen nektarfressenden Insekten besucht. Menschen jedoch, die sich wie die Feen aus der Mythologie in den Bannkreis des Weißdorns begeben wollen, sollten entweder ein klein wenig Abstand halten oder dies erst nach der Blüte tun.

Später im Jahr trägt der Weißdorn dann kleine rote Früchte. Sie sind leicht oval, fast rundlich und erinnern an Hagebutten – was einen auch gar nicht verwundern sollte, denn schließlich zählt der Weißdorn zu den Rosengewächsen. Nimmt man aber eine seiner Früchte (die eigentlich gar keine Früchte sind, sondern sogenannte Scheinfrüchte) und öffnet sie, findet man ein weißes Mehl in ihnen und, je nachdem ob es sich um einen Eingriffeligen oder Zweigriffeligen Weißdorn handelt, einen bis drei Kerne. Diesem Mehl hat der Weißdorn auch solche Namen wie „Müllerbrot", „Mehlbeere" oder „Mehlfäßchen" zu verdanken.

> Ein Weißdornbaum kann sogar bis zu 500 Jahre alt werden!

Die Blätter des Weißdorns sind bis zu acht Zentimeter lang und sieben Zentimeter breit. Sie sind drei- bis fünf-, selten auch mal siebenlappig – wie man in der Fachsprache sagt –, sehr tief eingeschnitten und leicht gezähnt. Ihre Farbe ist auf der Oberseite dunkelgrün, auf der Unterseite geht sie leicht ins Bläuliche.
Meist sieht man den Weißdorn als Strauch, dann ist er zwei bis fünf Meter hoch. Hier und da trifft man ihn aber auch als Baum mit einer Höhe von zehn bis zwölf Metern an. Dann ist seine Rinde nicht mehr glatt, sondern rauh und runzelig und in schmale, rechteckige Blättchen gerissen, und sein Stamm, der sich in einer breiten, manchmal kugeligen oder pikförmigen Krone verläuft, hat mehrere längsverlaufende Einkerbungen, so als wären einige schlankere Bäume zusammengewachsen.

Der Weißdorn und seine Verwandten

Weißdornarten kreuzen sich leicht untereinander, wodurch eine exakte Bestimmung oft gar nicht möglich ist.

Die Gattung Crataegus zählt mehrere hundert Arten und Unterarten, die in den klimatisch gemäßigten Gebieten unserer Erde anzutreffen sind. Besonders reich ist seine Familie in Amerika vertreten, und auch in den tropischen Hochgebirgen ist der Crataegus weit verbreitet.
Für die Arzneimittelherstellung werden in unseren Breiten vor allem der Eingriffelige (Crataegus monogyna) und der Zweigriffelige Weißdorn (Crataegus laevigata) genutzt. Aber im Deutschen Arzneibuch (DAB) sind außer ihnen noch drei weitere Sorten zugelassen: Crataegus pentagyna, Crataegus nigra und Crataegus azarolus.
Andere Sorten, wie zum Beispiel der Rotdorn, sind vor allem in der Landschaftsgärtnerei beliebt. Man sieht sie häufig in Parks, als Hecke oder als Alleebäume.
Die Bestimmung des Crataegus ist oft sehr schwer, da sich die verschiedenen Arten leicht vermischen. Man nennt das in der Fachsprache Bastardisierung.

Pflanzensteckbrief – Weißdorn (Crataegus)	
Weitere Bezeichnungen in der Heilkunde	Blüten – Crataegi flos Blätter – Crataegi folium Früchte – Crataegi fructus Blätter mit Blüten – Crataegi folium cum flore
Volkstümliche Namen	Hagedorn, Heckdorn, Mehlfäßchen, Mehlbeere, Müllerbrot, Maidorn, Saurauch, Christdorn, Zaunbeere oder Zaundorn.

Pflanzensteckbrief – Weißdorn (Crataegus)	
Familie	Der Weißdorn zählt zu den Rosengewächsen (Rosaceae).
Verwandte	Es gibt etwa 90 Weißdornarten in Eurasien, in Nordamerika bis zu 1.100. Zu Heilzwecken sind bei uns nur fünf davon zugelassen, nämlich Crataegus monogyna, Crataegus laevigata, Crataegus nigra, Crataegus pentagyna und Crataegus azarolus (Azarolbaum).
Verwechslungsmöglichkeiten	Neben vielen hybriden Weißdornarten, die sehr schwer zu bestimmen sind, kann man den Weißdorn mit Schlehdorn, Eberesche und Scheinakazie verwechseln.
Vorkommen	In ganz Europa, in Amerika, im Orient und in Asien.
Standort	Waldränder, Laubwälder, Niederungen, Gebirgsregionen, Bachränder, Dünenmulden, oft auch als Hecke oder zur Feldbegrenzung gepflanzt.
Anspruch	Weißdorn bevorzugt fruchtbare, kalkreiche, nicht zu feuchte Böden, ist im allgemeinen aber nicht sehr anspruchsvoll.
Aussehen	*Wuchs* – Als Busch ein bis drei Meter hoch, als Baum bis zu zwölf Meter. Sehr dichtes, dorniges Geäst. Zerstreute Blattstellung. *Blätter* – Drei- bis fünflappige Blätter mit geringer Zahnung, Farbe im Frühjahr gelblichgrün, später im Jahr dunkelgrün, an der Unterseite heller, auch ins Bläuliche gehend. *Blüten* – Aufrechte weiße Doldenrispen mit 15 und mehr Blüten, manchmal auch mit einem Anflug von Rosa. *Knospen* – Klein, schuppig und von rotbrauner Färbung. *Früchte* – Länglich-rund (eiförmig), sechs bis zehn Millimeter lang und von leuchtendroter Farbe. An der Spitze sitzen Reste der Kelchblätter (Krönchen). Die Früchte erinnern an Hagebutten. Sie sind eßbar. Ihr Inhalt ist weiß, mehlig und nicht besonders schmackhaft. Botanisch gesehen zählen sie zu den sogenannten Scheinfrüchten. *Rinde* – Anfangs glatt, grau oder grünbraun, später graubraun und dunkel; schmale, in rechteckige Lappen gerissene Rindenblättchen. *Zweige* – Zackenförmig, kurze und lange Triebe, scharfe Astdornen von sieben bis zwanzig Millimeter Länge. *Holz* – Das rötliche Kernholz ist von milchigweißem Splintholz umgeben. Es ist sehr hart, stark und schwer.
Blütezeit	Mai bis Juni
Reifezeit	Juli bis August
Eigenschaften	Herzstärkend, blutdruckregulierend, gefäßerweiternd, nervenberuhigend, die Arterienverkalkung verhindernd.

Eingriffeliger und Zweigriffeliger Weißdorn

In der Hauptsache unterscheiden sich die beiden mitteleuropäischen Hauptsorten des Weißdorns durch die Anzahl ihrer Griffel – so nennt man die weiblichen Geschlechtsorgane der Blüten. Aber es gibt auch andere Unterschiede, die nachfolgender Tabelle zu entnehmen sind:

Eingriffeliger Weißdorn (Crataegus monogyna)	
Vorkommen	Ganz Europa, aber häufiger im südlichen Teil.
Standort	An Waldrändern und Wegrainen, auf kalkhaltigem und sandigem Boden. Besiedelt vorzugsweise niedere Auen.
Licht	Liebt Helligkeit.
Wuchshöhe	Strauch oder Baum, zwei bis zehn Meter, in Ausnahmefällen mehr
Blätter	Wechselständig, drei- bis fünf-, selten siebenfach spitzgelappt, tief fiederspaltig, kaum glänzende Oberseite.
Blüten	Im Mai bis Juni, Blüte setzt bis zu zwei Wochen später ein als beim Zweigriffeligen Weißdorn. Farbe weiß, meist nur ein Griffel, behaarte Blütenstiele.
Früchte	Kräftigrot mit einem, selten zwei Kernen.

Zweigriffeliger Weißdorn (Crataegus laevigata)	
Vorkommen	Ganz Europa, aber häufiger im nördlichen Teil.
Standort	An Waldrändern, in lichten Wäldern und an Wegrainen, auf kalkhaltigem, schwerem und feuchtem Boden. Häufig ab einer Höhe von 200 Meter vorzufinden.
Licht	Liebt Schatten.
Wuchshöhe	Zwei bis fünf Meter, meist Strauch, nur sehr selten als Baum (höchstens acht Meter) zu finden. Noch dichter verzweigt als der Eingriffelige Weißdorn.
Blätter	Wechselständig, drei- bis siebenfach stumpflappig; im Gegensatz zum Eingriffeligen Weißdorn, der tief fiederspaltig ist, nur leicht gelappt, mit stark glänzender Oberseite.
Blüten	Im Mai bis Juni, Blüte setzt bis zu zwei Wochen vor dem Eingriffeligen Weißdorn ein. Farbe weiß, manchmal ins Rosafarbene gehend, zwei bis drei Griffel. Die Blütenstiele sind nicht behaart.
Früchte	Kräftigrot mit zwei bis drei Kernen.

Der Azarolbaum (Crataegus azarolus)

Der Azarolbaum gehört zu den als Heilmittel zugelassenen Sorten. Er ist vor allem im südlichen Europa und im Orient heimisch und wird dort auch kultiviert. Seine Blüten haben ein bis drei Griffel, seine Früchte sind gelb-orange und haben ein bis drei Samen. Sie schmecken angenehm säuerlich und werden sowohl roh als auch eingemacht verzehrt. Eingemacht scheinen sie zur Stärkung des Magens sehr nützlich zu sein. Man setzt sie unter anderem mit Erfolg als Hausmittel bei Übelkeit mit Erbrechen und Durchfall ein.

Der Zweigriffelige Weißdorn gehört heute bereits zu den stark gefährdeten Pflanzen.

Der Rotdorn

Der Rotdorn ist eine rotblühende Varietät des Weißdorns. Als Heilpflanze ist er nicht zugelassen, dafür gilt er wegen seiner Blütenpracht bei Hobby- und Landschaftsgärtnern als äußerst beliebter Zierstrauch. Er kreuzt sich leicht mit dem Eingriffeligen Weißdorn.

Der Pflaumenblättrige Weißdorn

Sein lateinischer Name ist Crataegus x prunifolia. Wie der Rotdorn ist auch er sehr dekorativ und wird darum gern in Gärten und Parks gepflanzt. Seine Dornen sind violett, seine Blätter breit und glänzend. Wird er nicht geschnitten, wächst er sich zu einem breiten Busch aus. Im Herbst fallen seine roten Früchte zusammen mit den Blättern, die sich vorher – im Gegensatz zum Eingriffeligen Weißdorn – in wunderbaren Farbschattierungen färben.

Crataegus x lavallei „Carrierei"

Auch dieser Weißdorn wird gern in Gärten und Parks gesetzt, denn seine dunkelgrünen, ledrigen Blätter sind äußerst dekorativ und haften in milden Wintern bis Dezember, oft sogar bis in den Januar hinein.

Verwechslungsmöglichkeiten

Der Schlehdorn

Der Schlehdorn ist zwar wie der Weißdorn ein Rosengewächs, er zählt aber nicht zu den Weißdornarten. Da er jedoch sehr oft mit dem Weißdorn verwechselt wird, möchte ich hier kurz die wesentlichen Unterschiede aufführen:
Während die Blätter des Weißdorns gelappt sind, sind die des Schlehdorns länglich-rund und haben keine Lappung. Die Blüten des Schlehdorns erscheinen vor den Blättern, die des Weißdorns erst, sobald der Strauch Blätter trägt.

Während die Rinde des Weißdorns grünlichbraun oder grau ist, zeigt die des Schlehdorns ein sehr dunkles Braun. Sie erscheint fast schwarz, weswegen der Schlehdorn in manchen Gegenden auch als „Schwarzdorn" bezeichnet wird. Außerdem sind die Früchte des Schlehdorns blau, fast schwarz, während die des Weißdorns leuchtendrot sind.

Scheinakazie und Eberesche

Auch mit der Scheinakazie (Robinia pseudoacacia L) und der Eberesche (Sorbus aucuparia L) kann der Weißdorn verwechselt werden. Im Fruchtblatt der Eberesche sind aber – im Gegensatz zum Weißdorn – zwei Samen angelegt. Auch blüht sie erst im Juni, und die Blüten der Scheinakazie haben einen deutlich längeren Griffel und zehn miteinander verwachsene Staubblätter.

Der Weißdorn und seine heilende Kraft

Um allen Mißverständnissen vorzubeugen: Das Wort Droge hat in Verbindung mit Arzneien nicht unbedingt etwas mit Rauschmitteln zu tun. Es wird in seiner ursprünglichen Bedeutung gebraucht und meint die getrockneten Teile einer Pflanze.

Die Kommisson E ist eine vom Bundesgesundheitsamt eingesetzte Sachverständigenkommission, die sich aus Ärzten, Heilpraktikern, Pharmakologen, Pharmazeuten, Toxikologen und Statistikern zusammensetzt. Sie hat die Aufgabe, die Wirksamkeit und Verträglichkeit von Arzneipflanzen zu überprüfen. Diese Prüfungsergebnisse werden anschließend im Bundesanzeiger veröffentlicht und sind so für alle zugänglich. Die neuesten Prüfungsergebnisse über den Weißdorn erschienen im Juni 1994. Sie beziehen sich allerdings nur auf Blüten und Blätter. Von den Früchten wurde lediglich erwähnt, daß sie traditionell zur Stärkung des Herz-Kreislauf-Systems verwendet werden.

> Der Weißdorn, eine durch die Kommission E zugelassene Droge.

Was den Weißdorn betrifft, sind für die Arzneimittelherstellung bei uns vor allem der Eingriffelige (Crataegus monogyna) und der Zweigriffelige Weißdorn (Crataegus laevigata) von Bedeutung. Im Deutschen Arzneibuch (DAB) sind außer diesen beiden Zwillingsarten aber noch drei weitere Sorten zugelassen: Crataegus pentagyna, Crataegus nigra und Crataegus azarolus.

Das Gute am Weißdorn ist nicht nur seine besondere Wirkung, sondern auch die Tatsache, daß er ohne jedes Risiko und ohne Nebenwirkungen eingenommen werden kann.

Pflanze des Jahres

1990 wurde der Zweigriffelige Weißdorn durch den Verband Deutscher Drogisten zur Arzneipflanze des Jahres ernannt. Als Begründung wurde unter anderem seine positive Wirkung auf das Altersherz aufgeführt.

Zugelassene Drogen werden „standardisiert"

Die Weißdorndrogen, die bei uns in den Handel kommen, werden meist aus verschiedenen osteuropäischen Ländern wie z.B. Bulgarien, Rumänien, Polen oder Rußland importiert. Sie stammen sowohl aus Wildsammlungen als auch aus Kulturen.

Nicht die Pflanze an sich ist es, die Heilung bringt, sondern ihre Inhaltsstoffe. Wie viele von diesen Inhaltsstoffen in einem Gramm der Droge vorhanden sind, hängt davon ab, wo die Pflanze gewachsen ist, wieviel Sonne und wieviel Wasser ihr zum Gedeihen zur Verfügung standen und wie sie schließlich geerntet und getrocknet wurde. Zudem wirken sich die Lagerzeiten auf die Inhaltsstoffe aus. Mit zunehmender Dauer der Aufbewahrung verlieren die pflanzlichen Stoffe an Wirkung.

Wenn Sie eine Heilpflanze selbst gesammelt und getrocknet haben, können Sie zwar etwas über ihr Aussehen, aber nichts über ihre medizinische Qualität sagen. Denken Sie auch daran, daß eine exakte Dosierung nur dann möglich ist, wenn man die Menge der Inhaltsstoffe einer Arznei genau kennt. Nach dem DAB 10 sind zum Beispiel 1,8 % Flavonoide und 3,3 bis 3,8 % Procyanidine für die Blüten und Blätter im Gemisch (Crataegi folium cum flore) vorgegeben.

Der Weißdorn wird in der Darreichungsform Tee Crataegus folium cum flore unter der Zulassungsnummer 1349.99.99. geführt.

Um dies zu gewährleisten, werden Drogen, die in die Apotheke oder Drogerie gelangen, ständig überprüft. Dabei wird mit aufwendigen chemischen Verfahren untersucht, welche Wirkstoffe in welcher Menge und Zusammensetzung in der pflanzlichen Droge enthalten sind. Was den Anforderungen nicht genügt, wird nicht zugelassen. Sie unterliegen also einer Standardisierung, und der Käufer kann sich darauf verlassen, daß er mit der angegebenen Dosierung richtig liegt.

Bei selbstgesammelten Kräutern gibt es diese Garantie nicht. Deshalb ist der Kauf von Heilkräutern oft die bessere Alternative.

Weißdorn aus dem Geschäft

Folgende Weißdornartikel können gekauft werden:	
In der Apotheke	Tee, Dragees, Kapseln, Filmtabletten, Tropfen, Pflanzensaft und eine große Zahl von Medikamenten, denen Weißdorn beigefügt ist. In der Roten Liste der Ärzte sind allein neun verschiedene Einzelpräparate und 27 Kombinationspräparate aufgeführt.
In der Drogerie	Tee, Dragees, Kapseln, Tropfen.
Im Reformhaus	Weißdornmus, Brotaufstrich, Pflanzensaft, Tee, Dragees, Kapseln.

Heilanwendungen von A–Z	
Indikation	Wirkungsweise
Altersherz und Herzschwäche	• Steigerung des Koronardurchflusses • Steigerung der Kontraktionskraft des Herzens • Stabilisierung der Herzfrequenz • Steigerung der Durchblutung • Kapillarschützende Eigenschaften
Arterienverkalkung	• Steigerung des Koronardurchflusses • Steigerung der Kontraktionskraft des Herzens • Blutdruckstabilisierende Wirkung • Kapillarschützende Eigenschaften
Belastungsherz	• Steigerung des Koronardurchflusses • Steigerung der Kontraktionskraft des Herzens • Stabilisierung der Herzfrequenz
Herzrhythmus-störungen	• Stabilisierung der Herzfrequenz
Hoher Blutdruck	• Blutdruckstabilisierende Wirkung • Kapillarschützende Eigenschaften
Kreislaufschwäche	• Steigerung der Kontraktionskraft des Herzens • Stabilisierung der Herzfrequenz • Steigerung der Durchblutung
Kurzatmigkeit	• Steigerung der Kontraktionskraft des Herzens • Steigerung der Durchblutung
Myokardschwäche nach Infektions-krankheiten	• Steigerung des Koronardurchflusses • Steigerung der Kontraktionskraft des Herzens • Stabilisierung der Herzfrequenz • Steigerung der Durchblutung
Geistige Spannkraft	• Ausreichende Durchblutung des Gehirns
Nervosität	• Stabilisierung der Herzfrequenz
Schlaflosigkeit	• Stabilisierung der Herzfrequenz
Vorbeugung von Herzinfarkt	• Steigerung des Koronardurchflusses • Steigerung der Kontraktionskraft des Herzens • Steigerung der Durchblutung • Kapillarschützende Eigenschaften

Ein Soforteffekt kann vom Weißdorn nicht erwartet werden. Er wirkt erst nach langfristiger Einnahme! Mindestens sechs Wochen sind angezeigt, bei einem Altersherz sogar mehrere Monate.

Ein Mißverständnis brachte den Weißdorn in Verruf

In älteren Lehrbüchern wird der Weißdorn noch mit Digitaloiden in Zusammenhang gebracht – das sind Inhaltsstoffe, mit denen ein schwaches Herz wieder gestärkt werden kann. Inzwischen ist aber sicher, daß der Weißdorn kein Digitaloid enthält, welches übrigens nicht mit dem im Fingerhut vorkommenden Digitalis zu verwechseln ist. Diese Fehlbeurteilung hat dazu geführt, daß die Heilwirkung des Weißdorns falsch eingeschätzt wurde. Und weil er nicht die Wirkung zeigte, die man von ihm erwartete, wurde schließlich seine Heilkraft ganz allgemein angezweifelt.

Ein weiterer Umstand trug dazu bei, daß diese wertvolle Heilpflanze vorübergehend unterschätzt wurde. Wird Weißdorn in zu niedrigen Dosen und nicht lange genug eingenommen, zeigt er keinerlei Wirkung.

Nicht die Droge an sich war also minderwertig, sondern die Informationen über sie waren falsch oder ungenügend.

So funktioniert das Herz

Das Herz wirkt automatisch, das heißt, die Schlagfolge (Herzfrequenz) kann zwar durch das vegetative Nervensystem beschleunigt oder verzögert werden, sie läßt sich jedoch nicht willentlich beeinflussen. Ein Herz schlägt z.B. auch dann noch weiter, wenn es aus dem Körper entfernt und in einer speziellen Flüssigkeit aufbewahrt wird.

Das Herz liegt zu zwei Dritteln in der linken, zu einem Drittel in der rechten Brusthälfte. Die Aufgabe dieses Organs ist es, das Blut in Bewegung zu halten. Blut brauchen wir nicht nur, um das Gewebe mit Sauerstoff (= Energie) zu versorgen, es transportiert auch Nährstoffe, Hormone und Atemgase zu den verschiedenen Organen. So sorgt es unter anderem dafür, daß die Körperwärme reguliert wird, die Infektabwehr funktioniert und Abfallstoffe den Körper wieder verlassen können.

Das Herz ist in eine linke und eine rechte Hälfte unterteilt. Die rechte Herzkammer pumpt das venöse, also „verbrauchte" Blut in die Lunge, wo es von Abfallgasen gereinigt und mit frischem Sauerstoff angereichert wird. Von der Lunge aus strömt es dann als gereinigtes (arterielles) Blut in den linken Vorhof und wird anschließend von der linken Herzkammer in den Körper gepumpt. Es versorgt Organe und Gewebe mit Sauerstoff und nimmt auf dem Rückweg zum rechten Vorhof die Abfallprodukte mit, die beim Stoffwechsel anfallen. Der rechte Vorhof leitet das venöse Blut in die rechte Herzkammer, die es wieder in Richtung Lunge pumpt.

Der Herzschlag wird von speziellen Zellen der Herzmuskulatur ausgelöst. Deren Impulse verteilen sich über das Reizleitungssystem über das ganze Herz.

Das Myokard

Die Muskelschicht, das Myokard, führt die Pumpbewegung in einem regelmäßigen Rhythmus aus. Ziehen sich die Muskelzellen zusammen, findet die Blutaustreibung statt – dann spricht man von Systole. Erschlaffen die Zellen darauf, kann das Blut in die Kammern einströmen – dieser Vorgang wird Diastole genannt.

Die Leistung des Herzens

Bei einem normalen Herzrhythmus schlägt das Herz siebzigmal in der Minute.

Pro Herzschlag befördert jede Herzkammer etwa 70 Milliliter Blut in die Gefäße. Dies wird als Schlagvolumen bezeichnet. Geht man von einem normalen Herzrhythmus von 70 Schlägen pro Minute aus, dann hat das Herz jede Minute nicht weniger als fünf Liter weiterzupumpen. Die maximale Leistung liegt bei außerordentlicher Anstrengung sogar bei 25 Litern pro Minute!

Damit das Herz diese Leistung auch erbringen kann, muß es selbst mit Energie versorgt werden. Hierzu ist das Herz von Gefäßen umgeben, die das benötigte Blut direkt zur Muskelschicht hinführen. Die Hauptstämme dieser Gefäße umschließen das Herz wie ein Kranz. Deshalb werden sie Kranzarterien oder Herzkranzgefäße genannt.

Größe und Gewicht des Herzens

Da von der linken Herzhälfte aus fast der ganze Körperkreislauf mit Blut versorgt wird, ist diese Muskelschicht auch dicker als die der rechten Herzkammer, die ja nur die Lunge bedient. Die Wandstärke der linken Herzkammer beträgt ungefähr zehn Millimeter, die der rechten Herzkammer zwischen zwei und vier Millimeter. Muß das Herz ständig mehr als das Normalmaß leisten, wird sich die Muskelschicht verdicken und an Gewicht zunehmen.

Steigt das Gewicht des Herzens über 500 Gramm an, dann besteht die Gefahr, daß es nicht mehr ausreichend mit Blut versorgt werden kann und seine Arbeit aufgibt.

> Normalerweise ist das Herz so groß wie die Faust seines Trägers und wiegt etwa 300 Gramm. Ist die Überbelastung so groß, daß sich neues Muskelzellgewebe bildet, kann das Gewicht bis auf etwa 500 Gramm steigen.

Bedrohliche Zunahme von Herz-Kreislauf-Erkrankungen

In den letzten Jahrzehnten haben Herz-Kreislauf-Erkrankungen in besorgniserregendem Maße zugenommen. Sie treten aber nicht nur häufiger, sondern auch immer früher und in zunehmendem Maße auch bei Frauen auf. Der Grund dafür ist die ungesunde Lebensweise unserer Gesellschaft – wir essen nicht ausgewogen genug, dafür aber zu viel und häufig zu fett. Wir trinken zuviel Alkohol, rauchen zuviel, muten uns zuviel Streß zu und haben im Gegenzug dazu zuwenig Bewegung. Aber auch die Pille und andere Medikamente tragen ihr Scherflein bei. Die Folge: Plaques lagern sich in den Arterien ab, wodurch das Blut nicht mehr richtig fließen kann und der Körper nicht mehr ausreichend mit Sauerstoff versorgt wird. Es treten Symptome wie unregelmäßiger Puls, Herzrasen bei normaler körperlicher Anstrengung und Atemnot auf. Unter Umständen führen solche Arterienverkalkungen dann sogar zu einem Herzinfarkt.

Was kann bei Herz-Kreislauf-Schwäche helfen?

Durch eine vernünftige Nahrungszusammenstellung führen wir dem Körper all die Stoffe zu, die notwendig sind, damit er gut funktioniert.

Ganz wichtig sind gesunde Ernährung und regelmäßige Bewegung, wie zum Beispiel Joggen oder zügiges Spazierengehen, Radfahren, Tanzen und andere Sportarten. Aber beachten Sie: Eine Trainingseinheit sollte immer mindestens 20 Minuten dauern.

Sollten Sie übergewichtig sein, versuchen Sie abzunehmen, denn jedes Pfund zuviel belastet Ihr Herz! Eine gesunde und ausgeglichene Ernährung hilft Ihnen dabei und sorgt dafür, daß Sie alle wichtigen Vitamine und Spurenelemente zu sich nehmen.

Zusätzlich können Sie Ihr Herz unterstützen, indem Sie regelmäßig eine Tasse Weißdorntee trinken. In schwerwiegenderen Fällen, wenn bereits ein Arzt hinzugezogen werden mußte, werden Sie ein Medikament bekommen haben, vermutlich Weißdornextrakt oder ein anderes Weißdornmedikament, da Weißdorn keinerlei Nebenwirkungen zeigt und absolut ungefährlich ist.

Herzstärkungsmittel

Bei Vorliegen einer Herz- und Kreislauf-Schwäche war und ist der Weißdorn ungemein hilfreich, weil er völlig ungiftig ist und ohne schädliche Nebenwirkungen die Herztätigkeit reguliert. Deshalb wird er nicht nur von Heilpraktikern und Phytotherapeuten bevorzugt eingesetzt, sondern er taucht auch in vielen Herzstärkungsmitteln der Pharmaindustrie auf.

Was ist ein Altersherz?

Beim Altersherz ist der Herzmuskel erschlafft und die Herzkranzgefäße sind verkalkt. Somit wird das Herz nicht mehr genügend durchblutet und kann nur noch eine verminderte Leistung erbringen. Das bedeutet, das Herz pumpt weniger Blut, der Kreislauf wird mit weniger Sauerstoff versorgt. Der Patient fühlt sich schlapp und kann seinen täglichen Aufgaben nur noch schwer nachkommen. Weil sich das Blut unter Umständen vor dem Herzen in der Lunge staut, kommt es zu Reizhusten, Schweratmigkeit oder sogar Atemnot.

Der Weißdorn sorgt in diesem Falle für eine bessere Durchblutung des Herzens, unterstützt seine Ernährung, kräftigt und pflegt es. Um eine Wirkung zu erzielen, muß er aber über mehrere Monate hinweg regelmäßig eingenommen werden. Im Rezeptteil finden Sie einige dazu geeignete Teemischungen.

Das Herz muß selbst versorgt werden

Rund fünf Liter muß unser Herz bei normaler Anstrengung pro Minute durch den Kreislauf pumpen, und das Tag und Nacht. Damit es dazu imstande ist, muß es über die Herzkranzgefäße selbst mit Blut versorgt werden. Ist dies nicht möglich, macht das Herz schlapp.

So wirkt Weißdorn

In neueren Laboruntersuchungen wurden drei wesentliche Wirkungsweisen nachgewiesen.

- Weißdorn bewirkt eine Aktivierung der Herzmuskelzellen.
- Weißdorn verbessert die koronare Durchblutung.
- Weißdorn wirkt regulierend bei Herzrhythmusstörungen.

Weißdorn aktiviert die Herzmuskelzellen

Weißdornextrakte stützen die Kraft des Herzens, indem sie unmittelbar auf die Herzmuskelzellen, das Myokard, einwirken und es ernähren. In der Folge werden die Aktivität und die Ernährung des Herzens gesteigert. Es spricht jetzt besser auf das Herzmittel Digitalis an, auf welches es vorher vielleicht kaum reagiert hat. Man spricht in solchen Fällen von einem digitalisrefraktären Herzen. Da es sich bei Digitalis um ein hochwirksames, oft eingesetztes Mittel handelt, werden häufig gleichzeitig Weißdornpräparate gegeben, um seine Wirksamkeit zu erhöhen.

Digitalis wird in der Medizin eingesetzt, wenn das Herz versagt: Es wirkt sofort. Crataegus hingegen ist ein langwirkendes Mittel, das degenerative Herzschäden bessert. Es wirkt schwächer, aber anhaltend und kann auch über einen längeren Zeitraum hinweg eingenommen werden.

Weißdorn verbessert die koronare Durchblutung

Damit das Herz arbeiten und das Blut durch den Körper pumpen kann, muß es selbst durchblutet werden. Die koronaren Gefäße (Herzkranzgefäße) sorgen für diese Durchblutung des Herzens. Ist eines der koronaren Gefäße „verstopft", spricht man von einem Herzinfarkt. Crataegus bewirkt eine deutliche Steigerung der koronaren Durchblutung und damit eine Erweiterung der Herzkranzgefäße. Dadurch verringert sich die Anfallsbereitschaft bei Vorliegen einer Angina Pectoris, und allgemeine Herzbeschwerden können behoben werden.

Weißdorn wirkt bei Herzrhythmusstörungen regulierend

Man hat festgestellt, daß Weißdornextrakte die Überleitungszeit der Impulse verkürzen, die die Herzkontraktion bewirken. Dadurch wird die Tätigkeit des Herzens angeregt und seine Schlagfolge erhöht. Aus diesem Grunde wird der Weißdorn auch bei Herzrhythmusstörungen verabreicht. Vor allem bei Extraschlägen und anfallsartig beschleunigten oder verzögerten Schlägen wird er eingesetzt, weniger aber bei Unregelmäßigkeiten im Zusammenhang mit einem dauerhaft beschleunigten Puls von über 100 Schlägen pro Minute.

Dosierungsvorschläge

Vom frischen Tee sollten Sie drei- bis viermal täglich eine Tasse trinken. Vom Pflanzensaft nehmen Sie zwei bis drei Eßlöffel, von alkoholischen Auszügen dreimal täglich 10 bis 20 Tropfen. Bei Dragees, Filmtabletten oder anderen Medikamenten richten Sie sich nach den Dosierungsvorschlägen auf dem Beipackzettel bzw. nach den Anweisungen Ihres Arztes.

Die Pflanzenteile mit Heilwirkung

Folgende Teile des Crataegus finden in Naturheilkunde und Arzneimittelherstellung Verwendung:

- die Blüten (Crataegi flos)
- die Blätter (Crataegi folium)
- die Früchte (Crataegi fructus)
- die Blätter mit Blüten in Mischung (Crataegi folium cum flore)

Pharmakologische und toxikologische Untersuchungen liegen nur zu Crataegi folium cum flore vor (Mischung aus Blüten und Blättern). Weil aber die Breite der Inhaltsstoffe in Blatt, Blüte und Frucht ganz ähnlich ist, kann man davon ausgehen, daß die Wirkungsweise von Crataegi flos (Blüten), Crataegi folium (Blätter) und Crataegi fructus (Früchte) bei gleichem Quantum sehr ähnlich ist.

Wichtig!

Sollten sich die Krankheitssymptome nach sechswöchiger Einnahme von Weißdorn nicht verändert haben oder sollten Sie Atemnot, Wasser in den Beinen oder Schmerzen in der Herzgegend verspüren, die in die Arme oder die Halsgegend ausstahlen, müssen Sie unbedingt den Arzt aufsuchen!

Um eine Wirkung zu erzielen, muß Weißdorn aber immer über einen längeren Zeitraum hinweg (mindestens sechs Wochen lang) eingenommen werden. Eine Unterdosierung, über einen zu kurzen Zeitraum verabreicht, wird keinerlei Wirkung zeigen. Risiken und Nebenwirkungen sind keine bekannt, auch nicht während einer Schwangerschaft oder in Wechselwirkung mit anderen Medikamenten.

Crataegi folium cum flore (Blätter und Blüten)

Die Droge Crataegi folium cum flore (Blätter und Blüten) wird eingesetzt bei:

- beginnender Leistungsschwäche des Herzens und Herzbeschwerden (auch im Zusammenhang mit den Wechseljahren)
- Schlafstörungen
- Abgeschlagenheit
- Streß und allgemeinen Angstgefühlen
- Herzrhythmusstörungen
- Angina pectoris
- Herzneurosen
- Druck- und Beklemmungsgefühlen in der Herzgegend
- Lungenerkrankungen
- Asthma cardiale
- Altersherz
- Roemheld-Symptomkomplex (Wechselwirkung zwischen Herzbeklemmung und Magen-Darm-Blähungen)

Sie dient zur:

- Durchblutung und Kräftigung der Herzmuskelzellen und der Herzkranzgefäße
- Unterstützung des Altersherzens
- Stabilisierung bei niedrigem Blutdruck oder Bluthochdruck
- Stärkung des Herz-Kreislauf- und Nervensystems
- Steigerung der Durchblutung

Alle drei Drogen können aus dem Eingriffeligen oder dem Zweigriffeligen Weißdorn, einer anderen der zugelassenen Weißdornarten oder einer beliebigen Mischung aus allen fünf zugelassenen Weißdornarten bestehen.

Crataegi flos (Weißdornblüten)

Die Droge der Weißdornblüten (Crataegi flos) wird eingesetzt bei:

- Angina pectoris
- Herzneurosen
- Asthma cardiale
- Streß und allgemeinen Angstgefühlen sowie Schlafstörungen

Sie dient zur:

- Durchblutung und Kräftigung der Herzmuskelzellen
- Unterstützung des Altersherzens
- Durchblutung der Herzkranzgefäße
- Stabilisierung bei Herzrhythmusstörungen

Wichtig!

Daß der Weißdorn auch ein blutdrucksenkendes Mittel ist, wie manchmal behauptet wird, ist nicht richtig! Crataegus vermag den Blutdruck nicht zu senken, aber durch die Stabilisierung und Verbesserung der Herzkraft wird der Blutdruck reguliert und unter Umständen sogar normalisiert. Das heißt, in diesem Falle würde ein erhöhter Blutdruck sinken. Ein zu niedriger würde steigen und sich normalen Werten annähern.

Crataegi folium (Weißdornblätter)

Die Droge der Blätter (Crataegi folium) wird eingesetzt bei:

- Herzrhythmusstörungen
- beginnender Leistungsschwäche des Herzens und Herzbeschwerden im Zusammenhang mit den Wechseljahren
- Altersherz
- Herz-Kreislauf-Störungen
- Streß und allgemeinen Angstgefühlen
- Schlafstörungen
- Lungenerkrankungen sowie Infektionskrankheiten (auch danach)
- unregelmäßiger Herztätigkeit bei Jugendlichen

Sie dient zur:

- Vorbeugung von Durchblutungsstörungen der Herzkranzgefäße
- Verbesserung der Durchblutung und Versorgung des Herzmuskels
- Regulierung bei niedrigem Blutdruck oder Bluthochdruck

Crataegi fructus (Weißdornfrüchte)

Die Droge der Früchte (Crataegi fructus) wird eingesetzt bei:

- Herz-Kreislauf-Störungen
- Arteriosklerose
- Blutdruckabweichungen
- Herzerweiterung und Herzschwäche

Sie dient zur:

- besseren Durchblutung der Herzkranzgefäße

Inhaltsstoffe

Im Weißdorn finden wir eine Reihe von Inhaltsstoffen, deren Zusammenspiel die Heilkraft dieser Pflanze bewirkt. Ganz wesentlich scheinen daran die Flavone, Flavane und Procyanidine beteiligt zu sein. Neben Glykosiden, ätherischen Ölen und Gerbstoffen finden wir im Weißdorn Flavonoide und Procyanidine. Diese beiden Stoffgruppen sind es vor allem, die dem Weißdorn seine heilende Kraft verleihen. Die übrigen Stoffe haben aus pharmakologischer Sicht kaum eine Bedeutung.

Wichtig!

Bei Herzfehlern oder nach einem Herzinfarkt sollten Sie auf Weißdorn verzichten, wenn Ihr Arzt Ihnen die Einnahme nicht ausdrücklich verordnet.

Andere Inhaltsstoffe, wie zum Beispiel Glykoside, ätherisches Öl, Säuren und Gerbstoffe, sind für die Wirkungsweise des Weißdorns nicht relevant. An Vitaminen enthält der Weißdorn Vitamin C und Vitamin B_1.

Flavonoide

Der Name Flavon leitet sich von lateinisch *flavus* = gelb ab. Früher benutzte man Farbstoffe aus dieser Gruppe, um Wolle gelb zu färben. Flavone sind Abbauprodukte der Flavonoide.

Unter Flavonen versteht man eine Gruppe von wasserlöslichen Pflanzenfarbstoffen, die das gleiche chemische Grundgerüst haben. Flavonoide sind sekundäre Inhaltsstoffe – das bedeutet, diese Substanzen werden nicht im primären Stoffwechsel, sondern sekundär über verschiedene Stoffwechselwege aufgebaut. Sie kommen in allen Pflanzen vor, besonders in Blüten und Blättern.

Flavone haben nachweislich eine blutstillende Wirkung. Sie wirken auf Herz und Nieren und beeinflussen den Kalkstoffwechsel des Organismus.

In allen bisher untersuchten Weißdornarten wurden in Früchten, Blättern und Blüten Flavonoide (wie Quercetin, l-Epicatechin, d-Catechin, Rutin, Hyperosid u.a.) nachgewiesen, zum Großteil in Form von Glykosiden (an Zucker gebunden), in kleineren Anteilen auch frei.

Die Flavonoide sind meist wasserlöslich und sehr hitzebeständig. So können ihre Wirkstoffe beim Aufbrühen mit heißem Wasser unzerstört freigesetzt werden. Sie färben die Blätter und Blüten und schützen sie vor der schädlichen UV-Strahlung. Der Flavonoide wegen können die Pflanzenteile auch als Färbemittel genutzt werden.

Procyanidine

Cyanidine zählen zu den Flavonen (siehe oben) und zeigen sich in einer rötlichen Färbung von Pflanzenteilen. Sie kommen unter anderem in Klatschmohn, Preiselbeeren und Rotkohlblättern vor. Das Procyanidin ist eine Vorstufe zum Cyanidin.

Procyanidine verhindern die Ablagerung von Cholesterin im arteriellen Gewebe. Sie helfen, den Blutdruck zu senken und die Herzfrequenz zu normalisieren. Sie steigern die Durchblutung von Herz und Herzkranzgefäßen, Gehirn und Muskulatur, verstärken die Kontraktionskraft des Herzens und die Widerstandsfähigkeit der Gefäßwände.

Warum Vitamine so wichtig sind

Vitamine greifen auf vielfältige Weise in die Körperfunktionen ein, aber besonders wichtig sind sie, um das Abwehrsystem zu stärken.

Vitamine sind Ergänzungsstoffe. Die Mengen, die wir brauchen, sind relativ klein, aber zur Aufrechterhaltung der Lebensfunktionen sind sie unbedingt notwendig.

Es gibt 13 Vitamine. Nur zwei davon, nämlich die Vitamine D und K, kann der Körper selbst herstellen. Alle anderen müssen ihm durch die Nahrung zugeführt werden.

Eine Überversorgung mit Vitaminen macht übrigens nicht gesünder, denn wasserlösliche Vitamine (das sind alle außer den fettlöslichen Vitaminen A, D, E und K), können im Körper nicht gespeichert werden: Wir scheiden sie einfach wieder aus. Darum ist es nur in Mangelfällen sinnvoll, zusätzlich Vitaminpräparate zu nehmen. So ein Mangelfall tritt zum Beispiel bei mangelhafter oder falscher Ernährung, bei Infektionskrankheiten, Hochleistungssport, starkem Rauchen oder einer Schwangerschaft ein.

Vitamin C – das Supervitamin

Jeder weiß inzwischen, wie wichtig Vitamin C für den Organismus ist. Ein langandauernder Vitamin-C-Mangel hat verheerende Folgen für den Körper. Die Hauptaufgabe des Vitamin C ist, den Zellstoffwechsel zu fördern, wodurch es maßgeblich daran beteiligt ist, Gewebe aufzubauen. Fehlt Vitamin C über längere Zeit, wird das Gewebe schwach. Das hat unter anderem zur Folge, daß Blutgefäße platzen (häufig blaue Flecken, Zahnfleischbluten, spröde Herzkranzgefäße u.v.m.) und Knochen leichter brechen.

Auch ist dieses Vitamin wesentlich daran beteiligt, das Immunsystem zu stärken. Es bringt Energie. Sportler brauchen eine erhöhte Zufuhr von Vitamin C, da es bei Anstrengung im Gewebe rascher abgebaut wird. Es hilft, Streß abzubauen, den Körper zu entgiften, und es scheint sogar die Fähigkeit zu besitzen, vorübergehend einen Mangel an anderen Vitaminen auszugleichen.

> Bis heute wurden an die 200 Substanzen entdeckt, die zu den Vitaminen gezählt werden können. Um sie übersichtlich zu halten, hat man diese Substanzen nach einem bestimmten Schema in Gruppen geordnet und diese Gruppen mit Großbuchstaben gekennzeichnet. Die Bezeichnung Vitamin A, B oder C steht also jeweils nicht für ein Vitamin, sondern für eine ganze Gruppe von Substanzen.

Warum Vitamin C auch für das Herz sehr wichtig ist.

Durch seinen günstigen Einfluß auf den Zellstoffwechsel vermag das Vitamin C, die Herzkranzgefäße gesund und stabil zu halten. Werden sie spröde, entstehen winzige Risse in den Herzkranzgefäßen. Der Körper versucht, diese zu reparieren, indem er die Adern mit Fetten und Eiweiß „auskleidet". Es entstehen Ablagerungen, die dann die Gefäße verengen. Dadurch kommt es zu Arteriosklerose und schließlich zum Herzinfarkt. Eine ausreichende Versorgung mit Vitamin C hilft also, einem Herzinfarkt vorzubeugen.

Heiltees und Rezepte mit Weißdorn

Zubereitung von Heiltees

Metalle, ebenso wie Kunststoffe, können mit Inhaltsstoffen der Heilpflanzen unerwünschte chemische Verbindungen eingehen, die unter Umständen sogar schädlich wirken. Daher sollten Heiltees keinesfalls mit Hilfsmitteln aus Metall (etwa in einem sogenannten „Tee-Ei") zubereitet werden. Benutzen Sie lieber Stoff- oder Papierfilter, oder brühen Sie den Tee in einem Porzellangefäß auf, und gießen Sie ihn dann über ein Sieb ab. Lagern und benutzen Sie Drogen am besten immer in Gefäßen aus Porzellan oder Glas.

Heiltees sollten ungesüßt eingenommen werden, denn sie wirken in vielen Fällen bereits über die Schleimhaut im Mund. Deshalb heißt es ja auch immer, man solle Heiltees in kleinen Schlucken trinken. Zucker oder Süßstoff beeinträchtigen die Wirkung unter Umständen, deshalb sind sie ganz zu meiden. Wenn Sie auf den süßen Geschmack nicht verzichten möchten, weil der Tee sonst sehr fade schmeckt (wie bei Weißdorn als allein eingesetzter Droge) oder äußerst bitter ist (wie bei manchen Drogenmischungen), dann süßen Sie mit etwas Honig. Verwenden Sie den Honig jedoch sparsam, denn er enthält viel Zucker.

Die in diesem Buch aufgeführten Heiltees werden entweder mit heißem Wasser aufgebrüht (Aufguß), oder die Droge wird zuerst kurz gekocht, und anschließend läßt man den Tee noch fünf Minuten lang ziehen (Abkochung). Es gibt auch noch andere Zubereitungsarten für Heiltees, die für Weißdorntee jedoch nicht angebracht sind.

Wichtig!

Heiltees sind nicht immer harmlos!
Zwar ist der Weißdorntee selbst ungefährlich, da er völlig ungiftig ist, von anderen Drogen kann man das aber nicht unbedingt behaupten. Da in diesem Kapitel Heiltee-Rezepturen aufgeführt werden, in denen der Weißdorn mit anderen Drogen gemischt wird, möchte ich nachdrücklich darauf hinweisen, daß es bei Heiltees auf die richtige Dosierung ankommt! Nimmt man zuviel, erreicht man oft das Gegenteil von der erhofften Wirkung. Manche Droge (wie etwa die Arnika) ist in stark überhöhter Dosis sogar tödlich. Es ist also wichtig, die in den Rezepturen angegebenen Mengen einzuhalten.

Zubereitung eines Aufgusses Übergießen Sie die angegebene Menge der Droge mit kochendheißem Wasser. Lassen Sie sie danach noch acht bis zehn Minuten ziehen, und gießen Sie den Tee dann durch ein Sieb.

Zubereitung einer Abkochung Geben Sie die angegebene Menge der Droge in einen Emailletopf, und gießen Sie die angegebene Menge kalten Wassers darüber. Bringen Sie alles zum Kochen, und nehmen Sie nach ein bis höchstens drei Minuten den Topf vom Herd. Lassen Sie den Tee anschließend noch fünf Minuten ziehen, und seihen Sie ihn dann durch ein Sieb.

> Was ist nun eigentlich besser – Abkochung oder Aufguß? Im allgemeinen gilt die Regel: Der Aufguß schmeckt besser, die Abkochung wirkt schneller!

Zubereitung mit frischen Kräutern Nehmen Sie je nach Kraut zwei bis drei Teelöffel der Blüten/Blätter, und übergießen Sie sie mit 600 Millilitern kochenden Wassers. Lassen Sie den Tee acht bis zehn Minuten ziehen, und seihen Sie ihn dann ab.

Der einfache Weißdorntee

Weißdorntee hat kaum Eigengeschmack

Weißdorntee hat kaum Eigengeschmack – man könnte sogar sagen, daß er fade schmeckt. Er kann aus den Blüten, den Blättern oder einer Mischung von beidem bestehen und wird zur Stärkung des Herzens empfohlen. Um seine Wirkung entfalten zu können, sollte er regelmäßig und über einen längeren Zeitraum hinweg getrunken werden.

Und so wird er zubereitet: Nehmen Sie zwei Teelöffel der Droge, gießen Sie diese mit kochendem Wasser auf. Lassen Sie den Tee acht bis zehn Minuten ziehen, bevor Sie ihn absieben. Trinken Sie ihn heiß und in kleinen Schlucken. Ob ein Heiltee lange genug gezogen hat, kann man auch daran erkennen, daß die Droge vollständig abgesunken ist.

Tip!

Ist Ihr Leitungswasser sehr kalk- oder chlorhaltig, nehmen Sie zur Teezubereitung lieber ein stilles Mineralwasser.

Teemischung zur Beruhigung und Stärkung

50 g Weißdornblätter mit Blüten

50 g Melisse

Von dieser Mischung einen Teelöffel in eine Tasse geben, dann mit kochendheißem Wasser aufgießen und den Tee zehn Minuten ziehen lassen. Danach abseihen und morgens und abends eine Tasse in kleinen Schlucken trinken.

Teemischung bei Herzschwäche

50 g Weißdornblätter mit Blüten

50 g Johanniskraut

Lassen Sie sich den Tee vom Apotheker mischen. Von dieser Mischung geben Sie zwei Teelöffel in eine Tasse. Überbrühen Sie dann die Droge mit kochendheißem Wasser, und lassen Sie den Tee zehn Minuten ziehen. Danach abseihen und in kleinen Schlucken trinken. Von diesem Tee sollten Sie morgens vor dem Frühstück und abends vor dem Zubettgehen eine Tasse trinken.

Tip!

Da Johanniskraut die Haut lichtempfindlich macht, sollten vor allem hellhäutige Menschen während der Kur direktes Sonnenlicht meiden.

Teemischung bei Kreislaufbeschwerden

20 g Weißdornblätter

15 g Erdrauchkraut

15 g Bärenlauchkraut

10 g Arnikablüten

10 g Taigawurzeln

Lassen Sie den Tee vom Apotheker mischen

Lassen Sie sich den Tee vom Apotheker mischen. Nehmen Sie dann mit drei Fingern einen Pflück von diesem Tee und geben Sie ihn in einen Emailletopf. Gießen Sie eine Tasse kaltes Wasser darüber, lassen Sie das Gemisch kurz kochen (nicht länger als drei Minuten) und anschließend noch fünf Minuten ziehen. Anschließend den Tee durch ein Sieb filtern und in kleinen Schlucken trinken.

Teemischung bei funktionellen Herzbeschwerden und Herzklopfen

30 g Weißdornblüten

30 g Maiglöckchen Herba

30 g Melissenkraut

20 g Baldrianwurzel

Geben Sie von dieser Mischung zwei Teelöffel auf eine Tasse. Mit heißem Wasser aufgießen und zehn Minuten ziehen lassen. Trinken Sie davon zweimal täglich eine Tasse heiß und in kleinen Schlucken.

Teemischungen bei Bluthochdruck

50 g Weißdornblätter

50 g Rauwolfia

Von dieser Mischung trinkt man morgens und abends eine Tasse. Geben Sie einen Eßlöffel der Droge in eine Tasse, und brühen Sie sie mit heißem Wasser auf. Lassen Sie den Tee acht bis zehn Minuten ziehen, und trinken Sie ihn dann in kleinen Schlucken.

> **Wichtig!**
>
> Diese Teemischung nur in Absprache mit Ihrem Arzt einnehmen, da Rauwolfia nicht unbedenklich ist!

Auch ein Tee aus Crataegus und Mistel kann bei Bluthochdruck helfen:

50 g Weißdornblätter mit Blüten

25 g Mistel

25 g Melisse

Ein Teelöffel dieser Teemischung wird mit einer Tasse heißem Wasser aufgegossen. Zehn Minuten ziehen lassen, abseihen und in kleinen Schlucken trinken. Davon trinkt man morgens und abends eine Tasse.

Teemischung bei Bluthochdruck oder Angina pectoris

40 g Weißdornblätter

40 g Kamille

40 g Baldrianwurzel

Von dieser Mischung trinkt man morgens und abends eine Tasse. Der Tee für den Abend wird morgens zubereitet, der für den Morgen abends zuvor. Nehmen Sie zwei Teelöffel der Droge, brühen Sie sie mit heißem Wasser auf, lassen Sie den Tee etwa zwölf Stunden ziehen, und trinken Sie ihn dann kalt und in kleinen Schlucken.

Wechseln Sie hin und wieder die Zusammensetzung der Kräuter rund um den Weißdorn.

Hinweis Die Einnahme sollte über mehrere Monate erfolgen, da der Weißdorn seine Wirkung erst bei langfristiger Anwendung zeigt. Wechseln Sie jedoch ab und zu die Zusammensetzung der Teemischung rund um den Weißdorn. Sie können beispielsweise die Kamille durch Johanniskraut ersetzen. Auch diese Heilpflanze sorgt für eine verbesserte Durchblutung und Sauerstoffversorgung des Herzmuskels.

Teemischungen bei allgemeinen Herzbeschwerden

Natürlich waren Sie mit Herzbeschwerden, welcher Art auch immer, beim Arzt und haben abklären lassen, was Ihnen fehlt. Sollte ein Tee zur Unterstützung der Therapie, die Sie mit ihm abgestimmt haben, angebracht sein, empfiehlt sich folgende Mischung:

20 g Weißdornblätter mit Blüten
15 g Königin-der-Nacht-Blüten
10 g Nelkenwurzeln
10 g Grüntee
10 g Arnikablüten

Tip!

Etwas Honig kann den faden Geschmack des Weißdorntees aufbessern. Zucker oder Süßstoff aber unbedingt meiden!

Ihr Apotheker kann Ihnen diese Mischung herstellen. Geben Sie einen Eßlöffel von diesem auf eine Tasse Wasser, lassen Sie das Gemisch kurz kochen (nicht länger als drei Minuten) und etwa fünf Minuten ziehen. Seihen Sie den Tee ab, und trinken Sie ihn in kleinen Schlucken.

Es gibt eine weitere Teemischung, die bei allgemeinen Herzbeschwerden hilft.

20 g Weißdornblätter
20 g Buchweizen
10 Wacholderbeeren

Den Buchweizen bekommen Sie im Reformhaus oder im Bioladen. Geben Sie den Buchweizen und die Wacholderbeeren in einen Emailletopf mit kochendem Wasser. Lassen Sie diese Mischung etwa 15 Minuten leise köcheln. Gießen Sie dann das heiße Wasser über die Weißdornblätter, und lassen Sie die Mischung etwa fünf Minuten ziehen. Bis zu vier Tassen täglich davon trinken.

Zusammen mit Johanniskraut und Baldrian ist Weißdorn ein gutes Mittel gegen Nervosität.

Teemischungen bei Nervenschwäche und Nervosität

15 g Weißdornblüten
15 g Johanniskraut
15 g Baldrianwurzeln
10 g Hopfen

Diese Teemischung können Sie sich in der Apotheke herstellen lassen. Davon nimmt man einen Pflück, kocht ihn in einem Emailletopf ein bis drei Minuten mit einer Tasse Wasser auf und läßt den Tee dann noch fünf Minuten ziehen. Sobald er fertig ist, abseihen und in kleinen Schlucken trinken.
Gegen Nervosität und Unruhe hilft noch eine weitere Teemischung, der Neun-Kräuter-Tee. Sie können ihn über einen längeren Zeitraum hinweg regelmäßig trinken, am besten eine Tasse pro Tag. Nach spätestens vier Wochen sollten Sie jedoch eine Teepause einlegen.

Wenn Sie sich nervös und überreizt fühlen, dann sollten Sie auf den Genuß von Kaffee und scharzem Tee verzichten.

30 g Weißdornblätter
30 g Johanniskraut
25 g Brombeerblätter
25 g Melissenblätter
25 g Kamillenblüten
25 g Lavendelblüten
20 g Himbeerblätter
15 g Baldrianwurzel
15 g Hagebutten

Lassen Sie sich diese Teemischung in der Apotheke mischen. Gießen Sie drei Eßlöffel der Mischung mit je einem halben Liter kochendem Wasser auf. Lassen Sie den Tee etwa sieben Minuten ziehen und seihen Sie ihn dann durch ein Teesieb.
Wenn Sie mögen, können Sie diesen Tee mit etwas Honig süßen, denn auch Honig beruhigt die Nerven. Honig ist besonders reich an Traubenzucker und Vitamin B_1 sowie an Phosphorsäure und an Kalium. Regelmäßig in den Tee gemischt, führt er den Nerven damit Stoffe zu, die sie stärken. So trägt der Honig ein wenig zur seelischen Ausgeglichenheit bei. Wegen seines hohen Zuckergehaltes sollten Sie ihn jedoch nur in Maßen genießen. Honig enthält Acteylcholin, das sich beruhigend auf den Herzrhythmus auswirkt. Da er auch ein wenig Pollen enthält, kann er bei Menschen, die an Heuschnupfen leiden, zur Desensibilisierung beitragen.

Innere Unruhe

Wenn Sie einen anstrengenden oder streßreichen Tag hinter sich haben, dann können Sie auch in einem Entspannungsbad gut abschalten. Ein warmes Kräuterbad ist eine Wohltat für die Nerven. Füllen Sie je 50 Gramm Weißdornblätter und Lavendelblüten in ein Stoffsäckchen (geeignet sind dazu auch alte Nylonstrümpfe) und hängen Sie diese Kräutermischung in den einlaufenden Wasserstrahl. Wenn Sie nach dem Bad gleich schlafen möchten, können Sie die Kräutermischung um Baldrian oder Melisse ergänzen. Gegen Erkältungen hilft die Beigabe von Thymian- oder Rosmarinblättern.

Teemischung gegen Schlafstörungen

30 g Weißdornblüten

40 g Johanniskraut

25 g Melisse

25 g Hopfenblüten

25 g Baldrian

1 EL Honig

Rühren Sie den Honig nicht in den heißen Tee, sonst leiden seine Inhaltsstoffe.

Lassen Sie sich die Teemischung in der Apotheke zusammenstellen. Gießen Sie je einen Teelöffel davon mit einer Tasse kochenden Wassers auf. Lassen Sie den Tee anschließend etwa fünf Minuten ziehen, seihen Sie ihn durch ein Teesieb, und rühren Sie den Honig in den Tee ein. Trinken Sie abends vor dem Schlafengehen etwa ein bis zwei Tassen davon.

Teemischung bei Unterleibsbeschwerden

Diese Teemischung ist vor allem für Frauen in den Wechseljahren gut geeignet. Sie kräftigt die Unterleibsorgane, reguliert Herz und Kreislauf und wirkt beruhigend auf die Psyche.

15 g Weißdornblätter

15 g Passionsblumenkraut

15 g Johanniskraut

15 g Schafgarbenkraut

10 g Salbeiblätter

10 g Rosmarinblätter

Viel Bewegung und eine gesunde Ernährung helfen ebenfalls über Wechseljahrsbeschwerden hinweg.

Auch dieser Tee kann für Sie in der Apotheke fertiggestellt werden. Nehmen Sie einen Teelöffel der Drogen, gießen Sie sie mit einer Tasse Wasser auf, kochen Sie den Tee höchstens drei Minuten, und lassen Sie ihn anschließend noch fünf Minuten ziehen. Dann abseihen und in kleinen Schlucken trinken.

Mit der Menopause, der letzten Regelblutung, geht ein Hormonmangel einher, der nicht nur den Monatszyklus, sondern auch die Stoffwechselreaktionen beeinflußt. Stellen Sie sich Ihren Stimmungsschwankungen bewußt. Verstehen Sie die Veränderungen als Chance zum Neuanfang.

Weißdorn in der Küche

Trinken Sie regelmäßig ein Gläschen Gewürzlikör zur Stärkung.

Weißdorn-Gewürzlikör

1 Handvoll Weißdornblüten

0,4 g Angelikawurzel

10 Gewürznelken

10 g getrocknete Ingwerwurzel

6 Kardamomsamen, ganz

0,75 l guter Rotwein

100 g Zucker

Rum zum Auffüllen

- Besorgen Sie eine Saftflasche, die einen ganzen Liter faßt, und spülen Sie sie sorgfältig. Sie sollte eine breite Halsöffnung und einen Drehverschluß haben.
- Füllen Sie die Weißdornblüten und alle Gewürze hinein.
- Gießen Sie zuerst den Rotwein in die Flasche, und geben Sie dann den Zucker dazu.
- Die Flasche anschließend verschließen und einige Minuten schwenken, um den Zucker etwas aufzulösen.
- Nun füllen Sie die Flasche bis auf einen Zentimeter unter den Rand mit Rum auf.
- Verschließen Sie die Flasche danach wieder gut, und stellen Sie sie an einen dunklen, kühlen Ort. Dort sollte sie eine Woche ruhen.
- Schwenken Sie die Flüssigkeit während dieser Zeit ab und zu durch, damit sich der Zucker auflösen kann.
- Gießen Sie den Gewürzwein nach einer Woche über ein Sieb ab, und füllen Sie ihn wieder in die Flasche. Bevor Sie ihn trinken, sollten Sie den Likör mindestens vier Wochen ruhen lassen. Je „reifer" er wird, desto aromatischer schmeckt er, desto lieber werden Sie ihn trinken!

Tip!

Wählen Sie unbedingt einen guten süßen Rotwein für diesen Likör, z.B. aus Portugal oder aus Griechenland! Billige Weine sind meist mit Zucker oder anderen ungesunden Zusatzstoffen versetzt und tun weder dem Likör noch Ihnen gut.

Wichtig!

Menschen mit Alkoholproblemen sollten unbedingt auf den Genuß von alkoholhaltigen Arzneigetränken verzichten.

Weißdorn-Apfel-Marmelade

500 g saure Äpfel, bereits geschält und entkernt

250 g Weißdornfrüchte

750 g Gelierzucker 1:1

½ Fläschchen Rumaroma oder 3 EL Rum

- Die geschälten, entkernten und in kleine Stücke geschnittenen Äpfel mit den gewaschenen und verlesenen Weißdornfrüchten vermischen. Mischen Sie dann den Gelierzucker unter, und stellen Sie die Mischung einige Stunden in den Kühlschrank.
- Anschließend alles unter Rühren zum Kochen bringen, und vier Minuten sprudelnd kochen lassen.
- Mischen Sie Rumaroma oder echten Rum unter, und füllen Sie die Marmelade in sehr saubere Gläser, die fest verschlossen werden müssen.

Sterilisieren Sie die Marmeladengläser vor Gebrauch in kochendem Wasser, damit keine Keime in die Marmelade gelangen.

Weißdorn-Holunder-Brotaufstrich

1 kg Weißdornfrüchte, ersatzweise 550 g Weißdornmus (Reformhaus)

500 g Holunderbeeren

Saft einer großen Zitrone

1 kg Fruchtzucker (Reformhaus)

2 EL Rum

200 g Gelierzucker

- Geben Sie die gewaschenen und gut abgetropften Weißdornfrüchte in einen Topf. Füllen Sie diesen mit Wasser auf, so daß die Beeren gerade bedeckt sind, und lassen Sie alles fünf Minuten lang kochen. Dann durch ein Sieb streichen.
- Die Holunderbeeren mit einer Gabel abstreifen, verlesen und waschen. Lassen Sie die Beeren dann gut abtropfen, und geben Sie sie zum Weißdornmus. Die Masse muß dann zusammen mit dem Fruchtzucker und dem Zitronensaft zehn Minuten kochen.
- Rum und Gelierzucker hinzufügen, und alles nochmals aufkochen. Zum Schluß in sehr saubere Gläser füllen und mit Schraubdeckeln fest verschließen.

Roggenbrot zum Weißdorn-Brotaufstrich

Wer wirklich gesund leben will, backt sich am besten zur selbstgemachten Weißdorn-Apfel-Marmelade und zum Weißdorn-Holunder-Brotaufstrich sein eigenes Brot. Keine Angst, es ist gar nicht so schwer! Hier das Rezept für ein dunkles, grobes Roggenbrot:

Wer wirklich gesund leben möchte, der sollte Vollkornbrot essen.

42 g frische Hefe (ein Würfel)

450 ml lauwarmes Wasser

30 g Weizenkeime

100 g Weizenflocken

150 g flüssiger Natursauerteig (1 Päckchen)

1 EL Salz

150 g Weizenvollkornmehl

175 g Weizenmehl Type 1050

500 g Roggenvollkornschrot

etwas Weizenmehl zum Kneten

Öl für die Form

- Zerbröckeln Sie die Hefe, und rühren Sie sie mit dem lauwarmen Wasser glatt.
- Mischen Sie nun die Zutaten in einer großen Schüssel, und verkneten Sie alles so lange, bis sich der Teig vom Schüsselrand löst und von der Konsistenz her glatt und geschmeidig ist.
- Decken Sie die Schüssel nun mit einem sauberen Küchentuch ab, und lassen Sie den Teig an einem warmen Ort etwa eine Stunde gehen. Vorsicht, es darf nicht ziehen, sonst fällt der Teig in sich zusammen!
- Kneten Sie den Teig nach einer Stunde nochmals gut durch, bis er wieder schön glatt und geschmeidig ist. Teilen Sie ihn dann in zwei Hälften, die Sie so in Form bringen, daß sie in eine Kastenformen passen.
- Fetten Sie zwei Kastenformen von etwa anderthalb Liter Fassungsvermögen aus, legen Sie den Teig da hinein, und drücken Sie ihn in alle Ecken.
- Lassen Sie die Brote nun zugedeckt an einem nicht zu warmen Ort nochmals anderthalb Stunden aufgehen.

- Stellen Sie eine flache, feuerfeste, mit heißem Wasser gefüllte Form auf den Boden des Backofens, und schieben Sie den Rost auf die unterste Schiene.
- Nun heizen Sie den Backofen auf 175°C vor. Sobald die Temperatur erreicht ist, stellen Sie die Brote auf den Rost, und backen Sie sie 75 Minuten.
- Holen Sie die fertigen Brote aus dem Ofen, und lassen Sie sie etwas abkühlen. Dann aus den Formen nehmen, in Tücher wickeln und so ganz auskühlen lassen.

Lagern Sie das Vollkornbrot in Stofftaschen, dann bleibt es länger frisch.

Weißdorn-Wildbeeren-Marmelade

1 kg Weißdornfrüchte, ersatzweise 550 g Weißdornmus (Reformhaus)

100 g Sanddornbeeren (haben einen hohen Vitamin-C-Gehalt)

400 g Himbeeren

1 kg Fruchtzucker (Reformhaus)

2 EL Rum

200 g Gelierzucker

- Lassen Sie die gewaschenen Weißdornfrüchte gut abtropfen. Geben Sie sie dann in einen Topf, und fügen Sie so viel Wasser hinzu, daß alles gerade bedeckt ist. Lassen Sie die Früchte dann fünf Minuten lang weichkochen. Danach kann die Masse durch ein Sieb gestrichen werden.
- Verlesen und waschen Sie die Himbeeren und die Sanddornbeeren. Lassen Sie sie gut abtropfen, und geben Sie sie zum Weißdornmus dazu. Lassen Sie die Masse dann zusammen mit dem Fruchtzucker zehn Minuten kochen.
- Rum und Gelierzucker hinzufügen und alles nochmals aufkochen. Füllen Sie die Marmelade dann in sehr saubere Gläser ab, die Sie mit Schraubdeckeln fest verschließen müssen.

Sie können mit dieser Vitamin-C-reichen Marmelade im Sommer ein erfrischendes Milchmixgetränk zubereiten, indem Sie je nach Geschmack etwas Weißdorn-Wildbeeren-Marmelade in frische Vollmilch einrühren. Sie können diese Mischung auch im Tiefkühlfach zu Eis am Stiel gefrieren lassen. Kinder werden diese Erfrischung lieben.

Tip!

Wer für diesen gesunden Brotaufstrich frische Beeren nehmen möchte, muß Himbeeren und Sanddornbeeren möglichst früh von Sträuchern ernten, die in Sonnenlage stehen. Der Weißdorn trägt im August Früchte, Himbeer- und Sanddornsträucher im August und September.

Schweizer Doppelmus

1 EL Butter

1 EL Mehl

0,25 l Milch

1 kleine ausgepreßte Zitrone

500 g Holunderbeeren (von den Dolden befreit)

250 g Weißdornfrüchte

125 g Zucker

1 Päckchen Vanillezucker

etwas Zimt

- Lassen Sie die Butter in einem Topf zerlaufen, geben Sie das Mehl hinein, und lassen Sie alles goldgelb schwitzen.
- Die Milch hinzugießen und gut verrühren.
- Mischen Sie dann die verlesenen, gewaschenen und gut abgetropften Holunderbeeren und Weißdornfrüchte mit Zitrone, Zimt, Zucker und Vanillezucker, und lassen Sie alles zu einem Mus einkochen.

Schweizer Doppelmus ist ein Nachtisch. Es schmeckt aber auch gut zu Nudeln, Pfann- oder Reibekuchen.

Tip!

Wenn Sie das Mus noch heiß in saubere Gläser füllen und diese mit einem Schraubdeckel fest verschließen, können Sie es einige Monate aufbewahren. Damit es nicht schimmelt, gibt es einen einfachen Trick: Füllen Sie etwas Rum in den sauberen Deckel, bevor Sie ihn auf das Glas drehen. Durch den Alkohol sind Deckel und die oberste Schicht des Muses steril.

Frische Waffeln mit Doppelmus

Schweizer Doppelmus ist auf frischen Waffeln eine Delikatesse.

50 g Butter oder Margarine

2 Eier

1 TL Zucker

1 TL Salz

1 TL Backpulver

300 g Mehl

0,5 l Milch

Fett für das Waffeleisen

Um die Waffeln zu backen, benötigen Sie ein elektrisches Waffeleisen, wie es wohl inzwischen in den meisten Haushalten vorhanden ist.

- Rühren Sie die Butter zusammen mit den Eiern schaumig.
- Vermischen Sie Zucker, Salz und Backpulver mit dem Mehl, und rühren Sie es dann abwechselnd mit der Milch nach und nach unter die Butter-Ei-Masse.
- Erhitzen Sie das Waffeleisen nach Bedienungsanleitung und fetten Sie es – falls nötig – ein.
- Geben Sie nun etwas Teig auf das Eisen, schließen Sie es, und backen Sie die Waffel goldgelb aus. Backen Sie nach und nach den ganzen Teig aus, und stapeln Sie die fertigen Waffeln auf einem Kuchengitter.

Zusammen mit Schweizer Doppelmus sind frische Waffeln immer eine ganz besondere Nachspeise!

Süße Pfannkuchen

Hier noch ein paar Rezepte, mit denen Sie aus den Marmeladen köstliche, süße Gerichte oder Nachspeisen zaubern.

Für den Teig benötigen Sie

250 g Mehl

1 Messerspitze Salz

3 Eier

0,5 l Milch

Fett zum Ausbacken

etwas Zucker

Für die Füllung benötigen Sie

Weißdorn-Holunder-Brotaufstrich oder Apfel-Weißdorn-Marmelade

- Sieben Sie Mehl in eine Schüssel, und geben Sie eine Prise Salz hinzu. Dann nach und nach etwas Milch und die Eier von der Mitte aus in die Mehlgrube einrühren, und schließlich den Teig mit der restlichen Milch glattrühren. Er soll dicklich vom Löffel laufen.
- Erhitzen Sie Fett in einer Stielpfanne. Sobald das Fett heiß genug ist, mit einem Schöpflöffel Teig ins heiße Fett geben, und die Pfanne vorsichtig so bewegen, daß der Teig zu einer dünnen Teiglage verläuft. Ist der Pfannkuchen goldgelb gebacken, wird er gewendet.

- Die fertigen Pfannkuchen im Backofen (auf 150 °C vorgeheizt) warmhalten, bis alle gebacken sind. Sie können sie anschließend mit Weißdorn-Holunder-Brotaufstrich oder mit einer der Weißdorn-Marmeladen füllen, aufrollen, Zucker darüberstreuen und servieren.

Sie können Pfannkuchen auch mit Vollkornmehl zubereiten.

Gefüllte Blätterteigeckchen

1 Paket Blätterteig aus der Gefriertruhe

1 Glas Schweizer Doppelmus (ersatzweise Weißdornmarmelade)

1 Ei

- Die Blätterteigplatten auftauen lassen und einmal durchschneiden.
- Geben Sie auf eine Ecke der so entstandenen Quadrate mit einem Löffelchen etwas Schweizer Doppelmus (etwa zwei cm Rand freilassen), und klappen Sie die Teigplatten über Eck so zu, daß Dreiecke entstehen.
- Drücken Sie die Ränder mit einer Gabel zu, und bestreichen Sie die Blätterteigecken anschließend mit verrührtem Ei.
- Die Blätterteigeckechen im vorgeheizten Backofen bei 200 °C in 20 bis 25 Minuten goldbraun backen.

Mustörtchen

Für den Teig benötigen Sie

125 g Butter

125 g Zucker

1 Päckchen Vanillezucker

½ TL Zimt

Salz

3 Eier

100 g Mehl

75 g Speisestärke

1 TL Backpulver

2 EL Milch

Weitere Tips für Ihre Gesundheit

- Stellen Sie Ihre Ernährung um. Verzichten Sie auf Produkte, die industriell bearbeitet wurden, wie beispielsweise Weißmehl oder Zucker. Greifen Sie statt dessen täglich zu Vollkorn- und Milchprodukten und zu frischem Obst und Gemüse.
- Falls Sie Süßes als Nervennahrung benötigen, können Sie sich einen Kräutertee kochen und diesen mit einem Teelöffel Honig süßen.
- Gehen Sie so oft wie möglich an der frischen Luft spazieren. Wählen Sie ruhige Spazierwege, auf denen Sie entspannen können.

Für die Füllung benötigen Sie

Schweizer Doppelmus

1 Päckchen Tortenguß

Holunder- oder Sauerkirschsaft

Sahne zum Verzieren

- Die weiche Butter wird mit dem Zucker, dem Vanillezucker, dem Zimt und etwas Salz mit dem Handrührgerät sehr cremig geschlagen. Rühren Sie dann die Eier nacheinander unter. Rühren Sie nach jedem Ei, das Sie eingeschlagen haben, etwa eine Minute weiter.
- Das Mehl mit Stärke und Backpulver mischen und abwechselnd mit der Milch unter den Teig rühren.
- Legen Sie mit dem Teig acht gefettete Tarteförmchen (Durchmesser zehn cm) aus. Lassen Sie diese im vorgeheizten Backofen bei 175 °C (Gas Stufe 2, Umluft 150 °C) auf der zweiten Schiene von unten 25 Minuten backen.
- Gegen Ende der Backzeit können Sie den Tortenguß nach Vorschrift mit Saft zubereiten.
- Sobald die Tarten fertig sind, wird das Schweizer Doppelmus auf die Törtchen verteilt, und der Tortenguß wird mit einem Eßlöffel darüber geben.
- Verzieren Sie die Törtchen vor dem Servieren mit Sahnehäubchen!

Herzwein

2 große Kaffeebecher Weißdornblüten

2 große Kaffeebecher Melissenkraut

1 großer Kaffeebecher Ysop

2 Flaschen guter Rotwein

eventuell etwas Zucker

Menschen mit Alkoholproblemen sollten keinen Herzwein zu sich nehmen

- Die Kräuter vorsichtig auflockern und in eine Ballonflasche (möglichst mit einem Fassungsvermögen von etwa drei Litern) füllen.
- So viel Rotwein darübergießen, daß die Kräuter um ein Viertel ihrer Menge übergossen werden.
- Stellen Sie den Ballon an einen warmen Platz in die Sonne.
- Nach drei Wochen kann der Wein durch ein Sieb in Flaschen abgefüllt werden. Wenn Sie den Wein süß mögen, geben Sie etwas Zucker in die Flaschen

und warten nochmals zwei Wochen ab. Vor dem Trinken die Flüssigkeit leicht schütteln und kreisen lassen, damit sich der aufgelöste Zucker gut verteilt.

Anwendung Von diesem angenehm frischen, leicht bitteren Wein sollten Sie ab und zu ein kleines Likörgläschen trinken. Das stützt Ihren Kreislauf und tut auch dem Magen gut.

Weißdorn im Haushalt

Färben mit Weißdorn

Durch Färben mit Blättern von Bäumen lassen sich traumhafte Farbtöne erzielen. Die Mühe lohnt sich, und Spaß macht es auch!

Daß man sich heute wieder zunehmend mehr die Mühe macht, Naturwolle selbst zu verarbeiten und zu färben, liegt unter anderem auch daran, daß die Farbtöne, die sich mit natürlichen Färbemitteln erzeugen lassen, eine ungewöhnliche Leuchtkraft besitzen.

Als ich bei einer Freundin zum ersten Mal naturgefärbte Wolle sah, war ich voller Begeisterung. Färbemittel, die eine solche Harmonie und Ausstrahlungskraft erzeugen, kann man nicht kaufen! Wer sich allerdings beim Färben mit Blättern auf einen genauen Farbton festlegt, der wird enttäuscht sein, denn bei jedem neuen Färbevorgang wird die erzielte Farbe etwas anders ausfallen.

Das liegt daran, daß neben der benutzten Blattart und -menge oder der Dauer des Färbevorgangs auch allerhand nicht zu berechnende Umstände an der Wirkung der Farbe beteiligt sind. Dazu zählen beispielsweise die Grundfarbe der Wolle oder des Stoffes, der Zeitpunkt der Blatternte, die Intensität der Sonnenbestrahlung, die Wasserhärte und natürlich die Art der Nachbehandlung. Die erzielte Farbe ist dann aber auch garantiert waschecht – nur die reinen Gelbtöne verblassen an der Sonne etwas. Trotzdem bleiben sie wunderschön und zeigen eine tiefe Ausstrahlung.

> Man wird Sie um dem Pulli, den Sie mit selbstgefärbter Wolle gestrickt haben, oder um die Tischdecke aus selbstgefärbtem Nesselstoff beneiden.

Auch das Laub des Weißdorns eignet sich zum Färben von Naturfasern. Es färbt gelb, wie übrigens alle Blätter gelb färben, und zwar in Schattierungen von Orange bis hin zum Grünen! Erst aufgrund von Metallsalzen, die dem Färbebad zugefügt werden, können andere Farbtöne entstehen. Und wenn Sie es dann schon einmal mit Weißdornblättern versucht haben, werden Sie ein nächstes Mal vielleicht zu Birken- oder Eichenlaub, zu Rhabarber, Efeu oder Kirschbaumblättern greifen – sie alle zeigen sich in einer ganz eigenen Gelbschattierung.

Reine Wolle wird auch oft vom Erzeuger auf Wochenmärkten angeboten.

Haben Sie Lust bekommen, es zu versuchen? In guten Bastel- oder Handarbeitsgeschäften kann man Ihnen Tips geben, wie Sie an die passende Wolle kommen. Oder fragen Sie einen Schäfer oder Schafhalter, ob seine Wolle nach der Schur irgendwo versponnen wird.

Wolle mit Weißdorn färben

Zum Färben von 500 g Wolle benötigen Sie

1 kg frisch gepflückte Weißdornblätter
100 g Alaun
Wasser
0,125 l Weinessig
Kernseife

- Legen Sie die Weißdornblätter eine Nacht lang in reichlich Wasser.
- Lassen Sie die Blätter am Tag darauf etwa 60 Minuten vor sich hin köcheln.

Hinweis Es muß immer Wasser im Topf sein! Sollte zu viel Wasser verdampfen, gießen Sie nach!

- Nach Ablauf der 60 Minuten gießen Sie den Sud über ein Sieb in einen Topf. Drücken Sie dann die Restflüssigkeit sorgfältig aus den Blättern, so daß nichts von dem Sud verloren geht. Die ausgedrückten Blätter können weggeworfen werden.
- Als nächstes lösen Sie den Alaun im kochendheißen Wasser auf, legen dann die Wolle oder den Stoff hinein, füllen mit heißem Wasser auf, bis alles gut bedeckt ist und lassen es weitere 60 Minuten köcheln.
- Nun gießen Sie Wolle oder Stoff mit dem Wasser im Waschbecken ab, drükken Sie das Material sorgfältig aus, so daß möglichst viel Wasser abläuft, und legen Sie es anschließend in das Weißdorn-Farbbad.
- Lassen Sie die Wolle im Farbbad weitere 60 Minuten köcheln.
- Fügen Sie kurz vor Ablauf der 60 Minuten den Weinessig hinzu.
- Jetzt die Wolle mit dem Farbbad abgießen und gut auspressen.
- Waschen Sie die gefärbte Wolle anschließend sorgfältig mit Kernseife aus, und hängen Sie sie zum Trocknen auf.

Gefärbte Wolle eignet sich gut zum Filzen.

Wenn Sie mögen, können Sie die selbstgefärbte Wolle eigenhändig spinnen. Zahlreiche Bildungseinrichtungen bieten entsprechende Kurse an. Inzwischen kommt auch das Filzen mit Wolle wieder sehr in Mode.

Zimmerschmuck mit Weißdorn

Auch zum Arrangieren von Blumengestecken und Herbststräußen eignet sich Weißdorn ausnehmend gut. Mit seinen knallroten, hagebuttenähnlichen Beeren, die in Trauben zusammenhängen, wirkt er sehr dekorativ. Natürlich sollten die Zweige schon geschnitten werden, bevor die Beeren vollreif sind, damit sie nicht gleich abfallen.

Tip!

Besprühen Sie die Beeren mit Haarspray, dann halten sie länger.

Stachelige Gestecke

Wenn die Weißdornzweige dann doch endgültig verblüht sind und ihre Beeren verlieren, brauchen Sie die Zweige nicht fortzuwerfen. Sie sehen auch ohne Beeren hübsch aus, wenn man sie beispielsweise mit Efeu und einer Amaryllisblüte als Farbtupfer arrangiert. Sie können sie jedoch auch um Mohnkapseln, getrocknete Getreidehalme und Trockenblumen ergänzen und zu einem Trockenstrauß mit stacheligen Akzenten stecken.

Weißdorn in der Schönheitspflege

Daß der Weißdorn auch in der Schönheitspflege Verwendung findet, liegt vor allem an den Saponinen, den Gerbstoffen sowie den Vitaminen und ätherischen Ölen, die in ihm zu finden sind. Saponine und Gerbstoffe wirken entzündungshemmend und helfen bei unreiner Haut, pflegen aber auch andere Hauttypen.

Schüttelt man saponinhaltige Flüssigkeiten, bildet sich ein seifenähnlicher Schaum.

Das Gesichtsdampfbad

Das einfachste Schönheitsmittel ist immer das Gesichtsdampfbad. Durch den heißen Dampf öffnen sich die Poren, und die Wirkstoffe können tief in die Haut eindringen.

Außerdem darf man einmal zehn Minuten ruhig sitzen und kann sich ganz auf sich selbst konzentrieren. In unserer hektischen Zeit hat diese Tatsache allein schon einen therapeutischen Wert. Das Weißdorn-Gesichtsdampfbad wirkt heilend und pflegend und zwar sowohl bei trockener wie auch bei empfindlicher Haut.

- **Und so geht's** Erhitzen Sie zwei Liter Wasser bis zum Kochen, und überbrühen Sie damit in einer Schüssel eine Handvoll Weißdornblüten und einen kräftigen Pflück Holunderblüten.

- Sobald der Dampf leicht abgekühlt ist, können Sie sich über die Schüssel beugen. Decken Sie Kopf und Schüssel mit einem Handtuch ab, damit die Dämpfe nicht verlorengehen, und verharren Sie in dieser Haltung zehn Minuten lang.
- Danach ein sauberes Gästetuch in den Aufguß tauchen, damit das Gesicht leicht abreiben, dann in kaltes Wasser tauchen, auswringen und auf das Gesicht legen. Dadurch schließen sich die Poren wieder.

Haarwasser

Hildegard von Bingen empfahl den Weißdorn für kosmetische Zwecke.

Die Wirkstoffe des Weißdorns normalisieren – zusammen mit Essig – die Funktion der Kopfhaut. Das wußte schon Hildegard von Bingen, die übrigens vom Weißdorn als Heilmittel nicht allzu begeistert war. Als Haarwasser aber schätzte sie ihn sehr.
Um ein Weißdorn-Haarwasser herzustellen, benötigt man:

0,25 l guten Obstessig

1 Handvoll Weißdornblüten

- Die Blüten werden in ein verschließbares Glas gelegt und mit dem Obstessig übergossen. Dann das Glas schließen und drei Tage an einem dunklen, kühlen Ort ruhen lassen.
- Dann den Extrakt absieben (am besten nimmt man dazu einen Kaffeefilter) und die Blüten gut auspressen, so daß möglichst wenig der wertvollen Inhaltsstoffe in den Pflanzenrückständen verbleiben.
- Den so gewonnenen Extrakt zur Aufbewahrung in eine dunkle Flasche füllen (z.B. in eine Pikkoloflasche).

Anwendung Regelmäßig die Kopfhaut mit dem Haarwasser einreiben und dabei leicht massieren.

Gesichtslotion mit Weißdorn

Auch eine Gesichtslotion mit Weißdorn wird von Hildegard von Bingen empfohlen. Für die Herstellung ihrer Gesichtslotion benötigt man:

0,25 l kochendes Wasser

1 TL Honig

2 Handvoll Weißdornblüten

- Zuerst werden Blüten mit dem heißen Wasser übergossen.
- Nach einer Viertelstunde lassen Sie den Absud durch einen Kaffeefilter laufen und vermischen ihn mit dem Honig.
- Die Lotion wird in eine dunkle, verschließbare Flasche abgefüllt.

Anwendung Täglich einmal damit das Gesicht mit leicht kreisenden Bewegungen massieren.

Tip!

Wenn Sie braune Gesichtsflecken haben, können Sie zu den Weißdornblüten noch eine Handvoll Holunderblüten geben. Holunderblüten wurden schon im Mittelalter dazu benutzt, Sommersprossen zu bleichen.

Gesichtskompresse mit Weißdorn

4 TL Weißdornblätter

2 TL Lavendelblätter

0,5 l kochenden Wasser

- Übergießen Sie die Kräuter mit dem kochenden Wasser, lassen Sie sie eine Viertelstunde darin ziehen, und seihen Sie die Flüssigkeit dann in eine Schüssel ab.
- Tränken Sie ein sauberes Baumwolltuch in dem warmen Kräutersud, wringen Sie es aus, und legen Sie es auf das Gesicht.
- Nehmen Sie das Tuch ab, wenn es abgekühlt ist.
- Befeuchten Sie das Tuch anschließend mit kaltem Wasser, und legen Sie es kurz auf das Gesicht, damit sich die Poren wieder schließen.
- Tupfen Sie Ihre Haut anschließend trocken, und cremen Sie sie ein.

Eine Weißdornkompresse entspannt.

Wenn Sie Weißdorn selbst sammeln möchten

Ich habe es bereits erwähnt, möchte es aber noch einmal wiederholen: Um Weißdorn für Heiltees exakt dosieren zu können, sollten Sie die standardisierte Droge in der Apotheke kaufen.

Falls Sie trotzdem Ihren Weißdorn selbst sammeln möchten, finden Sie in diesem Kapitel einige Hinweise, wie Sie ihn richtig sammeln und schonend aufbewahren können.

Suchen Sie sich „Ihren" Weißdorn.

Wenn Sie Weißdorn sammeln wollen, sollten Sie sich beizeiten nach einem Strauch umsehen, der möglichst nicht an einer befahrenen Straße oder an anderen schadstoffbelasteten Standorten steht.

Beobachten Sie diesen Strauch über ein Jahr hinweg, so daß Sie ihn anhand von Rinde, Blatt, Blüte und Frucht mit Sicherheit bestimmen können, und ernten Sie dann künftig immer am selben Ort.

Sammeln Sie nur für ein Jahr.

Eine wichtige Regel ist, daß man von Heilkräutern nie mehr sammeln sollte, als man im Laufe des Jahres benötigt. Erstens verlieren Drogen, die älter als ein Jahr sind, an Heilwirkung. Und zweitens würden wir durch unnötiges Abernten den Fortbestand der Art gefährden. Denn schließlich sind Blüten und Beeren ja auch ein Teil der natürlichen Nahrungskette, auf die jedes Tier – und nicht zuletzt auch der Mensch – angewiesen ist.

Wichtig!

Sammeln Sie die Blüten, Blätter oder Früchte in einem Korb, keinesfalls in einer Plastiktüte, sonst sind sie beim Nachhausekommen schon zerdrückt und haben wertvolle Inhaltsstoffe verloren.

Aus demselben Grund pflückt man auch nur die Teile, die man verwerten möchte. Dabei sollten nie verschiedene Pflanzenarten in einem Gefäß gesammelt werden! Wenn Sie also Weißdorn ernten, dann lassen Sie den Holunder einstweilen stehen, oder sammeln Sie ihn in einem anderen Korb.

Eine neuere Unart ist, mit einer Schere zu ernten. Dem Strauch zuliebe nimmt man besser ein kleines scharfes Messer. Es schneidet einen Zweig glatt ab, anstatt ihn zu quetschen.

Gutes Wetter bringt gute Ergebnisse

Wenn Drogen bei nassem oder kaltem Wetter gesammelt werden, büßen sie einen Großteil ihrer Heilkraft ein, weil sich die Kraft der Pflanze ohne Sonneneinwirkung nicht voll entfalten konnte. Und auch das Trocknen gelingt dann nicht. Deshalb sollten Blüten und Blätter von Heilpflanzen ausschließlich bei trockenem Wetter gepflückt werden!

Pflücken Sie mittags...

Die Tageszeit spielt für die Ernte eine wichtige Rolle. Blätter, Blüten und Früchte erntet man am besten um die Mittagszeit, denn dann haben sich die Blüten vollständig geöffnet, und die Wirkstoffe sind ganz hinaufgewandert. Wartet man aber zu lange und sinkt die Sonne bereits wieder, bereitet sich auch die Pflanze auf die Nacht vor und zieht ihren Saft in die Wurzeln zurück.

...aber achten Sie auf den Mond!

Auch der Stand des Mondes ist beim Ernten von Heilpflanzen von Belang, denn ihre lebenserhaltenden Säfte steigen bei zunehmendem Mond aufwärts, während sie bei abnehmendem Mond in der Wurzel verbleiben. Darum sollten Blüten, die zum sofortigen Verbrauch gedacht sind, immer bei zunehmendem Mond oder Vollmond gesammelt werden.

Wichtig!

Lassen Sie halb verblühte Blüten stehen. Sie haben ihre Kraft verloren und deshalb als Heilkraut keinen Wert mehr.

Wenn Sie die Blüten allerdings trocknen wollen, sammeln Sie sie besser bei abnehmendem Mond oder bei Neumond, denn dann stehen sie nicht im vollen Saft !

Blätter Die Blätter des Weißdorns werden, im Gegensatz zu vielen anderen Strauch- und Baumdrogen, nicht vor, sondern während der Blüte gesammelt. Im übrigen gelten dieselben Regeln, die oben für die Blüten aufgeführt sind.

Früchte Die Früchte werden im Juli und August geerntet. Sie sollten vollreif, aber nicht überreif sein. Sie können getrocknet oder zu Mus, Kompott und Marmelade verarbeitet werden. Auch als Hühner- oder Vogelfutter eignen sie sich gut.

Tips zum Trocknen von Weißdorn

Eine Pflanze muß durch den Trockenvorgang 80 bis 90 % ihres Gewichtes verlieren, wenn sie zur Aufbewahrung geeignet sein soll. Bei günstiger Witterung reicht meist der natürliche Trocknungsvorgang an einer schattigen, gut durchlüfteten Stelle aus. Bei ungünstiger Witterung müssen Sie sie vorsichtig im Backofen nachtrocknen. Die richtige Technik ist beim Trocknen äußerst wichtig.

Wichtig!

Bei einer Trockentemperatur von 20 °C bis höchstens 40 °C bleiben 80 % der heilkräftigen Flavonoidglykoside der Weißdorndroge erhalten. Schon ab 40 °C gehen so viele davon verloren, daß die erwünschte Heilwirkung unter Umständen ausbleibt.

Einerseits sollen die Trockentemperaturen niedrig gehalten werden, um möglichst viele der Inhaltsstoffe zu erhalten, andererseits muß ein Schimmeln vermieden werden, was eine schnelle Trocknung, also eine möglichst hohe Trocknungstemperatur voraussetzt.

Wenn Sie Weißdorn also unbedingt selbst sammeln und trocknen wollen, ist es sehr wichtig, dies bei der richtigen Temperatur zu tun. Außerdem sind folgende Punkte zu beachten:

- Nie in der prallen Sonne trocknen.
- Legen Sie die Drogenteile dünn ausgebreitet auf eine luftdurchlässige Unterlage. Gut geeignet ist zu diesem Zweck ein mit Tüll oder Gaze bespannter Holzrahmen. Niemals auf Metall, Folien oder Plastik trocknen!
- Die Blütenblätter sollten nach dem Trocknen nicht braun, sondern eierschalenfarben sein.
- Muß nachgetrocknet werden, den Backofen auf 30 °C einstellen. Eine Ausnahme gilt bei den Früchten: Man trocknet sie zuerst einige Tage an der Luft vor, dann im Backofen bei etwa 60 °C, höchstens 70 °C nach.
- Sie dürfen Blüten, Blätter und Früchte aber niemals in der Mikrowelle nachtrocknen!
- Am besten bewahren Sie die getrockneten Blüten in einem dunklen Glas mit Schraubdeckel auf.

Die Mikrowelle zerstört Vitamine und andere wertvolle Inhaltsstoffe.

Weißdorn im Garten

Vielleicht haben Sie ja einen Garten und verspüren jetzt, da Sie so viele nützliche Seiten des Weißdorns kennen, den Wunsch, auch einen Weißdornstrauch zu pflanzen. In diesem Kapitel finden Sie viel Wissenswertes rund um den Weißdorn im eigenen Garten.

Der Eingriffelige Weißdorn ist ein äußerst widerstandsfähiger und nicht sehr anspruchsvoller Strauch. Er bevorzugt fruchtbare, kalkreiche und nicht zu feuchte Böden und kann auch im Schatten stehen.

Tip!

Lassen Sie sich beim Pflanzenkauf über die richtige Sorte für Ihren Standort beraten.

Er ist nicht nur extrem frosthart, seine dichten Zweige sind auch ansonsten äußerst belastbar. So trotzt er Wind, Seewind, Nässe, Bodentrockenheit, sogar extremer Lufttrockenheit, und er verträgt Luftverschmutzung. Aus diesem Grunde wird er immer wieder gern als Stadt- und Straßenbepflanzung eingesetzt.

Aber auch auf dem Land wird er geschätzt, denn da ihn weder Rinder noch Schafe fressen, eignet er sich nicht nur vorzüglich als Schutz vor Wind und Wetter, sondern auch als Hecke zum Weideland hin. Nur Ziegen lassen sich von seinen langen Dornen nicht abschrecken, deshalb sollten Sie ihn vor Ziegen mit einem Drahtzaun schützen.

Der Weißdorn macht sich auch am Dünenrand, am Bachufer oder als Zierstrauch im Vogelwäldchen hinter dem Haus sehr gut. Für die Park- und Alleenbepflanzung sind seine kultivierten Verwandten allerdings geeigneter.

Weißdorn wächst langsam.

Weißdorn wächst langsam. Er legt pro Jahr etwa 20 bis 30 cm in der Höhe, und 15 bis 30 cm in der Breite zu. Er muß also nicht oft geschnitten werden. Aber er braucht den Schnitt, am besten nach der Blüte, also zwischen Juli und März. Und er verträgt ihn sehr gut, denn gegenüber mechanischen Verletzungen ist der Weißdorn hart im Nehmen. Sein Regenerationsvermögen ist enorm. Selbst hundertjährige Sträucher, die direkt über dem Boden abgeschnitten werden,

Tip!

Wenn Sie Weißdornhecken schneiden, verwenden oder verschenken Sie das abfallende Geäst zum Anzünden des Kamins. Weißdorn brennt sowohl trocken als auch feucht sehr gut. Er gilt als wertvolles Brennholz.

treiben wieder aus. Dies mag ein weiterer Grund sein, weshalb der Weißdorn als Heckenpflanze einen angestammten Platz in unseren Gärten hat. Allerdings blüht er nach dem Schnitt nicht, da sich Blüten nur an mehrjährigen Zweigen zeigen! In alten Bauerngärten findet man den Weißdorn im Wechsel mit Stachelbeer- und Johannisbeersträuchern gepflanzt. Die Obststräucher können sich neben dem langsam wachsenden Weißdorn gut entwickeln.

Düngung

Für Wachstum und reichen Ertrag benötigt der Weißdorn vor allem Stickstoff. Bei ausreichender Stickstoffversorgung sind die Pflanzen kräftig und grün und wachsen rasch. Ein Überangebot an Stickstoff läßt sie allerdings anfälliger gegen einige Krankheiten werden, deshalb sollte man Überdüngung vermeiden.
Von den mineralischen Düngersorten kommen alle Einnährstoffdünger in Frage. Als Stickstoffdüngemittel eignet sich besonders Kalksalpeter oder schwefelsaurer Ammoniak.
Organische Düngemittel, die dem Weißdorn guttun, sind Blutmehl, Hornmehl, Knochenmehl, Mist, Torf und Kompost.

Krankheiten des Weißdorns

Wichtig!

Feuerbrand ist meldepflichtig, denn diese Krankheit bedroht auch Obstbäume. Der Bakteriennachweis muß durch Fachleute erbracht werden.

Feuerbrand ist eine Bakterienkrankheit, die Pflanzen der Familie der Rosengewächse befällt. Die Familie der Rosengewächse hat zahlreiche Mitglieder. Zu ihr gehören auch unsere Obstsorten. Besonders Äpfel, Birnen und Quitten sind vom Feuerbrand bedroht. Die Triebspitzen und Blüten verfärben sich schwarz, später sterben die Äste ab. Sie können einen Befall mit Feuerbrand sicher daran erkennen, daß sich die Triebspitzen hakenförmig verkrümmen. Die Blätter wirken wie verbrannt. Schnelles Welken und Verdorren der Triebspitzen ist die Folge. Weil der Feuerbrand auch Obstbäume befällt, mußten schon ganze Weißdornhecken gerodet und verbrannt werden. In manchen Gegenden ist es verboten, Weißdorn in der Nähe von Obstanbaugebieten anzupflanzen.

Sollten Sie oder Ihr Nachbar Rosen oder einen Obstgarten besitzen, ist von Weißdornhecken abzuraten, denn Weißdorn ist eine Wirtspflanze für diverse Insektenschädlinge, Mehltau, Getreiderost, Feuerbrand und andere Bakterienkrankheiten.

Falls in Ihrem Garten Rosen oder Obstbäume wachsen, sollten Sie keinen Weißdorn anpflanzen.

Weitere Krankheiten des Weißdorns und ihre Erkennungsmerkmale	
Weißdornmehltaupilz	Verdickte, verbogene Jungtriebe und Blätter mit weißem Belag.
Schorfinfektion	Olivschwarze Blattfleckung, schwarze Beläge auf Früchten.
Pilzinfektion durch Diplocarpoh maculatum	Kleine braune Blattflecke.
Pilzinfektion durch Taphrina crataegi	Grüngelbe bis rötliche, blasige Auftreibungen an Blättern, seltener an Blüten und Jungtrieben; in fortgeschrittenem Stadium weiße Sporenschläuche.
Blattlausbefall	Blattdeformationen, Blattkräuselung mit meist rötlicher Verfärbung.
Blattflohbefall	Kleine buckelartige, gelbliche bis rote Emporwölbungen auf der Blattfläche, auf der Unterseite der Blätter sind Grübchen mit Larven zu sehen.
Spinnmilbenbefall	Weißliche Sprenkelung und bronzeartige Verfärbung der Blätter.
Gallmilbenbefall	Hellgrüne Blattpocken oder Blattrandrollung nach unten, Schwellung nicht austreibender Knospen, im Inneren unter Umständen Larven von Gallmücken oder Rüsselkäfern.
Rote Austernschildlaus	Befall vor allem an warmen Standorten, muldenartige, umwallte Vertiefung an jungen Trieben.
Weitere Schädlinge, für die der Weißdorn Wirtspflanze ist	Napfschildlaus, Schlehenspinner, Goldafter, Weißer Bär, Weißdornmotte, Gespinstmotten, Baumweißling, Blaukopf, Weißdornmotte, Frostspanner.

Vorbeugen ist der beste Pflanzenschutz

Der vorbeugende Pflanzenschutz beginnt bereits vor dem Setzen der Pflanzen, nämlich bei der Auswahl der Art. Es gibt inzwischen viele Kulturpflanzen, die gegen bestimmte Schädlinge und Krankheitserreger resistent sind. Auch sollte der Standort berücksichtigt werden, denn ein ungeeigneter Standort läßt Pflanzen nicht gedeihen, sondern schneller krank werden. So kann ein wohlüberlegter Standort dazu beitragen, einen Krankheitsbefall zu vermeiden.

> **Tip!**
>
> Soll Weißdorn als Hecke gepflanzt werden, setzt man drei Pflanzen auf den Meter. Soll er einzeln stehen und hoch wachsen, müssen Sie mindestens fünf Meter Abstand zum nächsten Nachbarn lassen.

Ebenso kann eine zu dichte Bepflanzung zu Schäden und erhöhter Empfindlichkeit bei Gehölzen führen, da die Konkurrenz der Gehölze zu einer Schwächung der einzelnen Pflanzen führt. Außerdem werden durch zu engen Stand günstigere Bedingungen für einen Bakterienbefall geschaffen.

Sollte Ihre Weißdornhecke trotz aller Vorsorge von Blattläusen befallen werden, gibt es zur Bekämpfung ein sehr einfaches und nützliches Hausmittel: Schmierseife! Selbst in einem Fachbuch für Gärtner wird dringend geraten, bei Blattlausbefall nur mit in Wasser aufgelöster Schmierseife zu spritzen, da es an die 800 verschiedene Blattlausarten gibt – und hat man die eine mit der chemischen Keule bekämpft, nistet sich bereits die nächste ein, die gegen das gespritzte Mittel resistent ist. Außerdem wird der Weißdorn gern von Bienen besucht, was ein nicht bienengefährliches Mittel erforderlich macht.

> **Tip!**
>
> Gegen Blattläuse aller Art setzen Sie am besten Schmierseife ein.

Weißdorn – Heimstatt der Vögel

Wer Vögel liebt und weder Obstbäume noch Rosen besitzt, sollte sich unbedingt einen oder mehrere Weißdornsträucher in den Garten pflanzen. Für viele kleinere Vogelarten ist der Weißdorn ein sicherer Brutplatz, denn mit seinem dichten, dornigen Geäst schützt er die Nestlinge vor Greifvögeln und anderen Räubern. Außerdem ist dieser Strauch für viele Vögel ein beliebter Futterplatz. Ab Oktober tun sich Rot- und Wacholderdrosseln, Kernbeißer und Gimpel an den Früchten gütlich, und die Früchte, die übrig bleiben, ziehen dann im Dezember noch die Seidenschwänze an. So haben Sie bis weit in den Winter hinein Freude an Ihrer Hecke.

Wichtige Gesundheitsadressen

DGKH Geschäftsstelle
Edelweißstraße 11
81541 München
Tel: 089/62 00 13 05

BPH Bundesverband Patienten für Homöopathie e.V.
Lange Straße 47
37181 Hardegsen
Tel: 0 55 05/10 70

Deutscher Zentralverein homöopathischer Ärzte e.V.
Römerstraße 73
53111 Bonn
Tel: 02 28/63 92 30

Deutscher Naturheilbund e.V.
Dachverband der Naturheilvereine
Kreuzbergstraße 45
74564 Crailsheim
Tel: 0 79 51/55 04

Nazarov Stimulation
Gesellschaft für Naturheilverfahren
Poststraße 3
07356 Lobenstein
Tel: 0 36 651/33 822

Deutsche Gesellschaft zur Förderung naturgesetzlichen Heilens e.V.
Felix-Fechenbach-Straße 39
32756 Detmold
Tel: 0 52 31/68 00 00

Versand für Heilkräuter und seltene Wildpflanzen

Deutschland

Blauetikett
Bornträger GmbH
Arznei- und Gewürzpflanzen
Postfach 30
D-67591 Offstein
Tel: 0 62 43/90 53 26
Fax:0 62 43/90 53 28

Österreich

Naturgarten
Andreas-Lechner-Str. 5
A-1140 Wien
Tel: 0043/19/79 17 98

Register

Natürliche Heilmittel

Gesund und fit durch ...

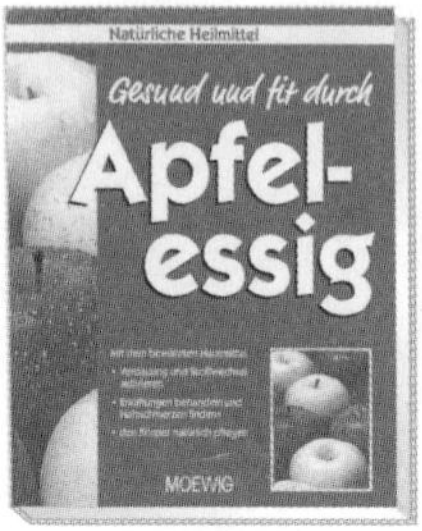

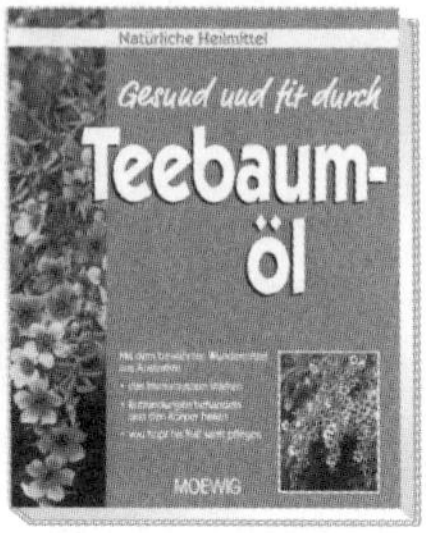

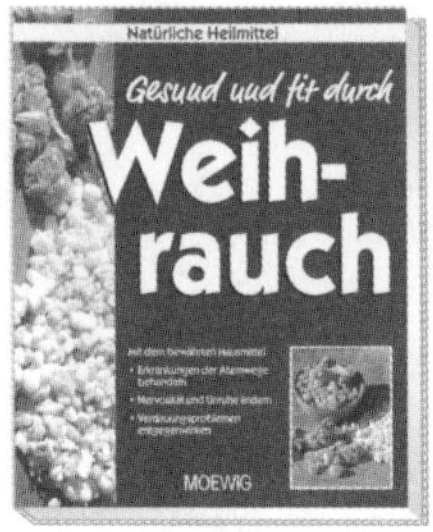

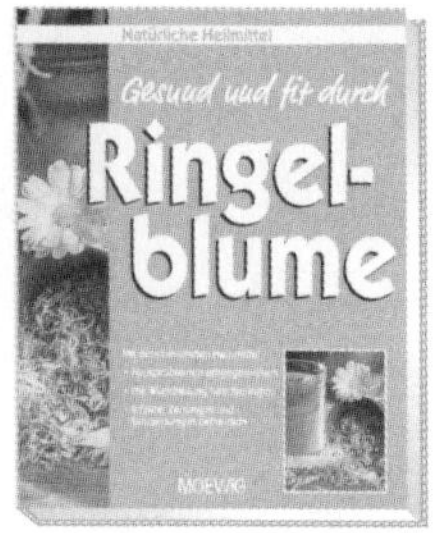

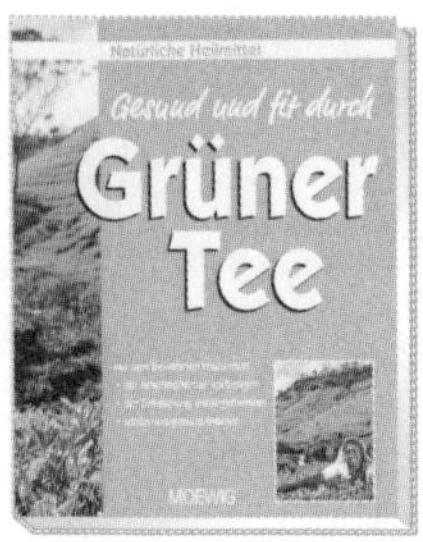

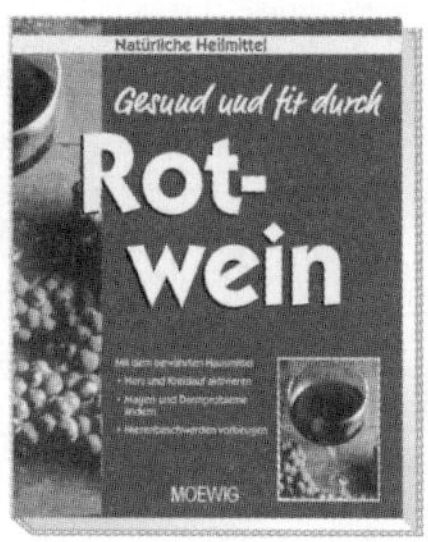

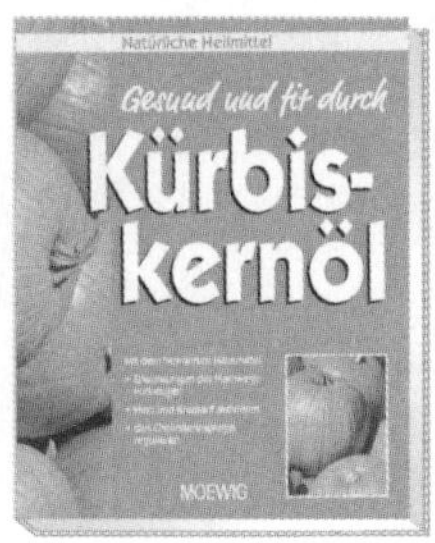

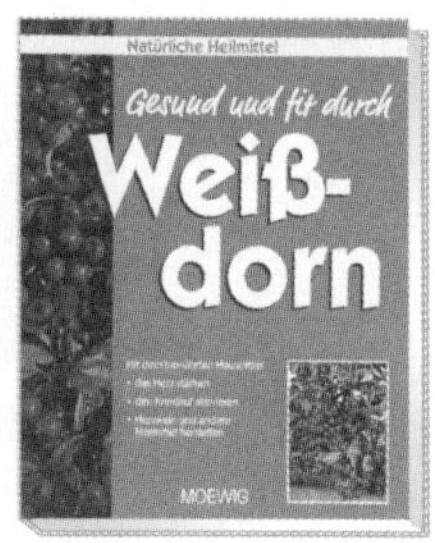

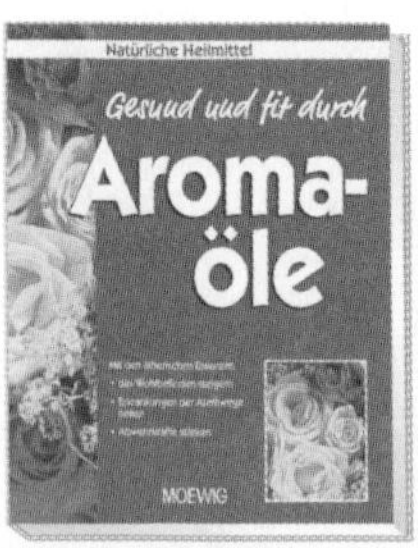

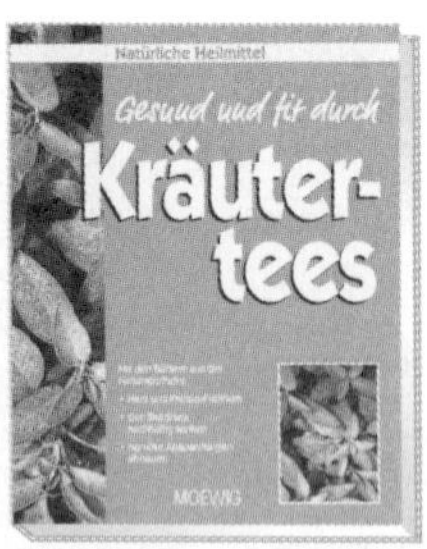

In dieser Reihe werden die zur Zeit aktuellen Trendthemen aus dem Bereich der alternativen Medizin behandelt.

MOEWIG